最新歯科技工士教本

歯科英語

全国歯科技工士教育協議会　編集

English
for Dental Technology

Dental Technology

医歯薬出版株式会社

This book is originally published in Japanese
under the title of :

SAISHIN-SHIKAGIKOSHI-KYOHON SHIKA-EIGO
(The Newest Series of Textbooks for Dental Technologist-English for Dental Technology)

Edited by Japan Society for the Education of Dental Technology
© 2017 1st ed.

ISHIYAKU PUBLISHERS, INC
  7-10, Honkomagome 1 chome, Bunkyo-ku,
  Tokyo 113-8612, Japan

発刊の序

　わが国の超高齢社会において，平均寿命の延伸に伴って健康寿命をいかに長くすることができるかが，歯科医療に課せられた大きなミッションです．一方，疾病構造の変化，患者からのニーズの高まり，歯科医療器材の開発などが急速に進展してきたなかで，歯科医療関係者はこれらの変化に適切に対応し，国民にとって安全，安心，信頼される歯科医療を提供していかなければなりません．このような社会的背景に応えるべく，優秀な歯科技工士の養成が求められています．歯科技工士教育は，歯科技工士学校養成所指定規則に基づき，各養成機関が独自性，特色を発揮して教育カリキュラムを構築していかなければなりません．長年の懸案事項であった歯科技工士国家試験の全国統一化が平成28年2月の試験から実施されました．国家試験が全国統一されたことで試験の実施時期，内容などが極めて公平，公正な試験となり，歯科技工士教育の「スタンダード化」ができたことは，今後の歯科技工士教育の向上のためにも大きな意味があると考えられます．

　全国歯科技工士教育協議会は，平成26年11月に，歯科技工士教育モデル・コア・カリキュラムを作成しました．これは歯科技工士が歯科医療技術者として専門的知識，技術および態度をもってチーム医療に貢献できるよう，医療人としての豊かな人間形成とともに，これまでの伝統的な歯科技工技術を活かしながらも，新しく開発された材料，機器を有効に活用した歯科技工学を修得できるよう，すべての歯科技工士学校養成所の学生が身につけておくべき必須の実践能力の到達目標を定めたものです．また，全国統一化された国家試験の実施に伴って，平成24年に発刊された国家試験出題基準も近々に見直されることでしょう．さらに，これまで歯科技工士教育は「歯科技工士学校養成所指定規則第2条」によって修業年限2年以上，総時間数2,200時間以上と定められていますが，実状は2,500時間程度の教育が実施されています．近年，歯科医療の発展に伴って歯科技工技術の革新，新しい材料の開発などが急速に行われ，さらに医療関係職種との連携を可能とした専門領域での技術習得を十分に培った資質の高い歯科技工士を適正に養成していくためには，教育内容の大綱化・単位制を実施しなければなりません．

　歯科技工士教本は，これまで多くの先人のご尽力により，常に時代のニーズに即した教育内容を反映し，歯科技工士教育のバイブル的存在として活用されてまいりました．教本は，国家試験出題基準や歯科技工士教育モデル・コア・カリキュラムを包含し，さらに歯科技工士教育に必要と思われる内容についても掲載することによって，歯科技工士学校養成所の特色が発揮できるように構成されていますが，今回，国家試験の全国統一化や教育内容の大綱化・単位制への移行を強く意識し，改訂に努めました．特に大綱化を意識して教本の名称を一部変更しています．たとえば『歯の解剖学』を『口腔・顎顔面解剖学』，

『歯科技工学概論』と『歯科技工士関係法規』を合本して『歯科技工管理学』と変更したように内容に準じて幅広い意味合いをもつタイトルとしていますが，国家試験出題基準などに影響はありません．また，各章の「到達目標」には歯科技工士教育モデル・コア・カリキュラムに記載しております「到達目標」をあてはめています．

　今回の改訂にあたっては，編集委員および執筆者の先生方に，ご多忙のなか積極的にご協力いただきましたことに改めて感謝申し上げます．編集にあたりましては十分配慮したところですが，不備，不足もあろうかと思います．ご使用にあたりましてお気づきの点がございましたらご指摘いただき，皆様方の熱意によりましてさらに充実した教木になることを願っています．

　本最新歯科技工士教本が，本教本をご使用になり学習される学生の方々にとって，歯科技工学の修得のためのみならず，学習意欲の向上に資することができれば幸甚です．

　最新歯科技工士教本の製作にあたりましては，全国歯科技工士教育協議会の前会長である末瀬一彦先生が，編集委員長として企画段階から歯科技工士教育の向上のために，情熱をもって編集，執筆を行っていただきました．末瀬先生の多大なるご尽力に心より感謝申し上げます．

2017 年 1 月
全国歯科技工士教育協議会
会長　尾﨑順男

序

『新歯科技工士教本』シリーズが2006年に発行された際にはじめて『歯科英語』が加わり，10余年が経過した今回，『最新歯科技工士教本　歯科英語』が発行されることとなった．

歯科技工学を学んでいる方の中に海外での活躍を夢見ている方が多数いることや，活動の場が国内であっても海外の学会への参加や海外の人と仕事をするなど英語が必要な機会が増えるであろうという見込みが『新歯科技工士教本　歯科英語』発行の背景となった．その後もこの状況は変わることなく，歯科技工士を目指す方にとって英語を学ぶことの重要性はさらに高まっていると考えられる．そこで今回の発行にあたっては，現在の歯科技工士に必要と思われる話題や，最近の海外の情報をさらに充実させることに主眼を置いた．

なお，専門用語の英単語は米国の歯科補綴学雑誌 The Journal of Prosthetic Dentistry の用語集 The Glossary of Prosthodontic Terms 2005（GPT）を参照して選定した．このGPTにおいてはクラウン，ブリッジ，デンチャーなど，日本では常識的に用いられている単語を専門用語としては徐々に使わないようにする，との解説が書かれている．したがって最新教本においては，日本語のブリッジという単語は，米国ではブリッジと固定装置を総括して fixed dental prosthesis という，といった類の記述としている．

『最新歯科技工士教本　歯科英語』は，以下の点について特に配慮して編集した．

1. 基礎的な会話から専門的な内容まで幅広く取り入れることによって，さまざまな目的，レベルに応じて学習できるよう工夫した．

2. ある程度1人でも学習できるような教本づくりを心がけた．そのため，在学者のみならず，既卒者や歯科医師，歯科衛生士などの歯科医療関係者の学習にも役立つと思われる．

3. 「英語」の授業は，多くの養成所において歯科技工教育の比較的早い段階，すなわち専門的知識をもたない時期に行われることが予想されるが，あえて専門的な内容も含み，歯科技工学への興味を引き出すように工夫している．しがたって，なるべく平易な表現を用いるよう心がけた．

4. 時代背景を考慮し，FAXやインターネットなど身近なコミュニケーション手段についても項目を設けてある．単に文法や単語の羅列に留まらず実例を多くすることで，学習するときには楽しく，また必要なときにはすぐ役立つよう工夫した．

英語の教授方法としては多くの種類があり，本教本を取ってみてもさまざまな授業の形式が考えられる．ぜひ先生方の豊富な教授経験を活かして工夫した授業を行っていただければと思う．また実際に教材として授業にお使いいただく中で，お気づきの問題点があれば指摘していただき，今後さらに充実した内容へと発展させられれば幸いである．

2017年3月

古地美佳

CONTENTS

CONTENTS

英文校閲：C.S.Langham

0 なぜ「英語」が必要か
Reasons to learn English

▶ 英語を学ぶことで，歯科技工士としての夢を広げよう

　なぜ，英語を学ぶのか．人それぞれの考えがあるところ，1つの答えはない．しかしながら，「英語」を「使う」ことで，自分の夢をさらに広い世界へと導くことができるということは確かである．さまざまな国，人々が行き交うこの世界には，70億人の人々が住んでいる．そして，約4人に1人が，国際共用言語としての英語を日常で話しているといわれている[*]．

　最近の身近なところでは，Facebook や LINE など，世界中で広まっているコミュニケーションツールを英語で利用すれば，国境など考えずに，すぐに「国際的」な情報交換もできる世界となっており，同世代，また同じ職種の人たちが何を考えているか，まさに，肌で感じ取ることができる時代でもある．現代は，「国際化」という言葉自体を考えなくても，「英語」を「使う」ことで，知らないうちに国際的な情報を手にすることができる．地球の上を自由に駆け巡り，歯科技工士としての活躍の場を広げ，新たな仕事への夢をもつために，長年触れてきている英語をさらに学ぶことは，一番身近で効率の良い手段であることは間違いない．世界へ一歩踏み出せば，英語が生活に必要とされる国では，赤ちゃんから老人まで，みな英語を話している．英語が最初から得意な人はいないのは当たり前であり，使う機会を重ね，失敗を積み上げていくことで，十分に使いこなせるようになるのは，みな同じである．

　日本において，歯科技工士として活躍することだけでも，十分に素晴らしいことである．さらにその活躍の幅を広げるための英語の習得については，そのプロセスに焦りをもつことなく，十分に時間をかけて，仕事に活かすという気持ちを大切にしてほしい．

▶ 満ちあふれる情報から，確かな情報をつかみとる

　日本の歯科技工については，その技術，知識において，世界各国で高い評価を受けているが，これは，これまでに世界各国に渡って仕事をしてきた先人の努力の賜物であり，歯科技工の世界で活躍される先輩たちの素晴らしい姿は，自分たちの将来への

[*]http://www.statista.com/statistics/266808/the-most-spoken-languages-worldwide/

道を切り拓くうえで何よりの道標である．インターネットが発達する前の2000年以前は，情報といえば，雑誌，本，新聞，人づての情報と，今では想像がつかないくらい入手が難しい時代であった．先輩たちは，知らない世界へ羽ばたく際には，身の回りで得られる情報を集め，大きな不安をもちつつ，自らの信念を胸に人知れず努力を積み重ねてきたはずである．スマホに向かえば，すぐに情報が手に入る現在からすると，情報がない，ということは想像できないかもしれない．このため，情報を入手する手段，また，人と人をつなぎ，多くの知識の懸け橋となる「語学」，「英語」の習得についても，日々強い気持ちをもって，学習をされていたことと思われる．

「スマホに向かえば，英語を日本語に翻訳してくれるから，英語は必要ない」，「外国の情報は，誰かが訳してくれるから心配ない」と思う人もいるかもしれない．確かにそのような方法もあるが，歯科技工士としての「仕事」は「趣味」とは違い，人よりもいち早く，確実な情報，新しい情報を得て，自分の仕事，技術の研鑽に役立てることが必要となるものである．いつも，人と同じ状態であれば，活躍の場もそれなりの場となってしまう．そのため，自らの仕事に対する情報を選択する際，「英語」を自由に使うことができれば，判断のための選択肢の幅が飛躍的に広がり，より確かな一歩を踏み出すことが可能となる．

▶ 「ローマは，一日にしてならず」（立派なことやものは，長年の積み重ねがあってはじめて完成するということ）

英語を勉強するといっても，単純に知識を暗記することとは異なるものである．自分の体の一部として「使う」ことのできるもの，歯科技工でいえば，まさに，日々技工装置を製作するための技術のようなものであろうか，英語は目的に応じて使いこなすことで，はじめてその意味をもつものである．そのため，実際に英語を「使う」場面が，日常生活の一部として組み込まれていることも，学習を継続するための大きな助けとなる．そのため，単純に「英単語を覚える」，「文法を覚える」ではなく，なぜ，自分自身に英語が必要なのか，何に使いたいのか，これらの背景をいつも心に思い浮かべることも大変大切となる．英語を身につけるためには，時間がかかることもあり，時に目標を見失いがちになることもある．そのために，日常に英語を使う機会がない場合には，常にさまざまな場面を想像しながら日々の努力を積みあげる必要がある．ここで例を挙げてみよう．臨床に関連しては，海外で働く，海外から歯科技工を受注する，外国で歯科技工所を経営する．また，研究に関連しては，海外の研究施設で働く，国際的な学会で研究内容を発表することなどが考えられる．また，もっと身近に考えて，将来への準備を進めることとして，海外の歯科技工材料情報の収集，歯科技工士就職情報などをネットサーフィンすることも，英語を使う場面として考えられる

であろう．目の前の足元ばかりをみるのではなく，顔をあげて将来をみる．そして，日々目標をもって，一つひとつの修練を積む．これは，技術習得と同様，英語の学習にも通じるものである．

▶ 質の高い歯科技工技術を世界標準に

　社会は，日々変わるものである．急激な社会変化，情報技術の革新，技術発達などにより，10年後にどのような仕事が消え，また生まれてくるかは，誰にもわからない状況である．歯科技工士の仕事は，患者のQOLの向上に必要な歯科医療の質に大きな影響を与える「仕事」である．当たり前の話ではあるが，仕事の世界では，患者を含む関係者は，より技術が高く，質の高い仕事を必要とし望んでいる．いずれの時代でも，より多くの仕事，顧客を得るために，自分の能力を磨くことが必要となる．今後，デジタルデンティストリーが発達する時代には，歯科技工士の活躍の場がどのようなものとなるかは未知であるが，活躍の場を確保するためにも，英語を習得することは今以上に必要となると思われる．日本のように歯科技工士免許を国が管理しその質を保証している国は，世界でも多くはない．今後の社会変化の中で，日本の歯科技工界が長年の歳月を費やして培ってきたこの質の高い歯科技工技術をアジア，欧米などの世界のスタンダードとするためにも，皆さんの歯科技工士としての活躍は，大きな意味をもつこととなる．日本で身につけた技術に自信をもって，活躍のフィールドとして，世界の国々を視野に入れて日々を過ごしてほしい．広い世界をいつも意識すること，この楽しさをぜひ皆さんにも知ってほしい．

1

一般的な会話

1-1 あいさつ
Greeting

あいさつは人と人とのコミュニケーションの基本であり，大変重要である．ここでは，基本的な英語でのあいさつの表現を習得し，会話を理解しよう．

▶ はじめてのあいさつ　Greeting the first time you meet someone

Junko:	Hello, Cathy.
Cathy:	Hello, how are you?
Junko:	Fine, thanks. By the way, this is my friend Kazuhiko. He comes from Japan. Kazuhiko, this is Cathy.
Cathy:	Nice to meet you, Kazuhiko. My name is Cathy.
Kazuhiko:	Nice to meet you, too, Cathy. My name is Kazuhiko.
Cathy:	What do you do for a living?
Kazuhiko:	I'm a dental technician.

①this is my friend Kazuhiko
②Nice to meet you, Kazuhiko
③What do you do for a living?

順子：	あら，キャシーさん．
キャシー：	あら，元気？
順子：	ええ，元気よ．こちらは私の友人で日本から来た一彦さん．一彦さん，この人はキャシーよ．
キャシー：	一彦さん，はじめまして．キャシーです．
一彦：	はじめまして．一彦です．
キャシー：	一彦さんはお仕事は何をなさっているのですか？
一彦：	歯科技工士です．

Key Words & Phrases

dental technician [名] 歯科技工士
regular [形] 通常の　　**crown** [名] クラウン，冠
false teeth [名] 入れ歯　　**clinic** [名] 医院
carry out〜 〜を実行する　　**shade** [名] 色の度合い，影

Cathy: I'm sorry, I don't know what a dental technician does. What's your regular work?

Kazuhiko: Dental technicians make crowns, false teeth, and others.

Cathy: It must be hard. But it sounds interesting.

Junko: Kazuhiko is an excellent technician. He once won a contest.

Cathy: Amazing. Do you work in an office?

Kazuhiko: Yes, I usually work in a dental laboratory. But sometimes I visit clinics to carry out a shade selection of the tooth.

キャシー： 歯科技工士って知りませんわ．どんなお仕事なんですか？

一彦： 歯に詰めるものやかぶせるもの，入れ歯などをつくっているんですよ．

キャシー： なんだか大変そうですね．でもおもしろそうだわ．

順子： 彼は優秀な歯科技工士なのよ．コンテストで優勝したこともあるの．

キャシー： すごいですね．仕事はオフィスでするんですか？

一彦： たいていはそうです．でも患者さんの歯の色をみるために歯科医院へ行くこともあります．

▶ 知り合いとのあいさつ　Greeting among friends

Cathy:	<u>Hello.</u>④
Kazuhiko:	Oh, hello! Long time no see. How are you doing?
Cathy:	Fine thank you, and you?
Kazuhiko:	Not bad.
Cathy:	How's work?
Kazuhiko:	Pretty good. But I'm a little bit tired, because I'm very busy lately.
Cathy:	When do you usually get off work?
Kazuhiko:	I work until 9 o'clock almost every day.
Cathy:	Really? So late! What do you do on weekends?

キャシー：	あら.
一彦：	やあ，久しぶりですね. お元気ですか？
キャシー：	ええ. あなたは？
一彦：	まあまあですね.
キャシー：	仕事のほうはどうですか？
一彦：	順調ですよ. でも最近忙しいのでちょっと疲れているんですよ.
キャシー：	いつも何時まで仕事しているんですか？
一彦：	だいたい9時くらいまでですね.
キャシー：	え？ そんなに遅くまで！ じゃあ，週末は何してるんですか？

Key Words & Phrases

Long time no see. 久しぶり　　**Not bad.** まあまあ
get off〜 〜を終える　　**go〜ing** 〜しに行く
refresh 〔動〕元気を回復する

Kazuhiko:	I go biking a lot lately. It's really refreshing. <u>Would you like to join me?</u>⑤
Cathy:	It sounds great. I like cycling, too.
Kazuhiko:	How about this Sunday?
Cathy:	OK. So, see you on Sunday!
Kazuhiko:	<u>See you.</u>⑥

一彦：	最近はよくサイクリングしてますね．それがすごく気持ちいいんですよ．今度一緒にどうですか？
キャシー：	本当ですか？　私もサイクリングは大好きなんですよ．
一彦：	じゃあ，今度の日曜日はどうですか？
キャシー：	ええ，いいですよ．楽しみだわ．
一彦：	じゃあ，日曜日にね．

Expressions

❶ 人を紹介する　Introducing someone

A：John, this is Helen.
ジョン．ヘレンを紹介するよ．

B：Pleased to meet you, Helen.
はじめまして，ヘレン．

C：Nice to meet you, John.
はじめまして，ジョン．

❷ 初対面の人とのあいさつ　Meeting someone for the first time

A：Hi, my name is Bill. Pleased to meet you.
やあ，僕はビルだよ．はじめまして．

B：Nice to meet you Bill. I'm Chris.
はじめまして，ビル．クリスよ．

❸ 仕事についてたずねる　Asking about someone's job

What's your job?

What do you do for a living?
お仕事は？

How many days a week do you work?
週に何日お仕事していますか？

What are your working hours?
仕事は何時から何時までですか？

How do you get to work?
お仕事へはどうやって通っていますか？

Do you have to work weekends?
週末もお仕事に出なければならないんですか？

❹ 知人とのあいさつ　Greeting someone you know

A：Hi, Chris! How are you doing?
やあ，クリス．調子はどう？

B：Great! What about you?
絶好調よ．あなたは？

A：Hi, Chris! I haven't seen you in a long time. How are you?
やあ，クリス．久しぶりだね．調子はどう？

B：I'm fine, thanks.
上々よ．

❺ 相手を招待する，招待を受ける　Inviting someone and accepting an invitation

A：We're going to the beach on the weekend. Would you like to join us?
週末に海に行くんだけど，一緒にどう？

B：Yes, that sounds great.
うん．楽しそうだわね．

A：How about coming over to my house on Saturday? We are having a barbeque.
バーベキューをやるんだけど，土曜日に家に来ないかい？

B：I'd like that. Thank you.
ありがとう．うかがうわ．

❻ 別れるときのあいさつ　Saying goodbye

Bye!

See you.

I've got to go now. Nice talking to you.

Have a good weekend.
じゃあ，週末に！

See you later.
じゃあ，のちほど．

❼ 感謝の気持ちを伝え，「どういたしまして」と答える　Thanking and responding to thanks

A：Thank you very much.

B：You are welcome.

A：Thanks very much.

B：No problem.

Dictation

Listen and write down the questions you hear.

1. _____ ?
2. _____ ?
3. _____ ?
4. _____ ?
5. _____ ?

1-2 国際交流
International exchange

　英語を学ぶことによって，海外からの来訪者と直接コミュニケーションをとることができるようになる．ここでは，歯科技工所の見学のため来日した海外の歯科技工士とのやりとりを例に，国際交流においてよく用いられる基本的な表現を学んでみよう．

▶ 事前のやりとり（E-mail）Before the visit

(1) **My name is Hiroshi Sato. I am in charge of International relations.**
国際交流を担当している佐藤　浩です．

(2) **When would you like to visit us to observe our laboratory?**
私たちの技工所の見学に，いつ来訪を希望されますか？

(3) **Then, we welcome you to our laboratory on Thursday, 1st, December, 2016.**
それでは，2016 年 12 月 1 日（木）にお待ちしています．
※間違いが生じないよう，必ず，年，月，日，曜日を書くようにする．

(4) **I have attached a map with this e-mail. It shows the way from the nearest JR station to our laboratory.**
最寄りの JR 駅からの技工所の地図を，E メールに添付します．

(5) **The phone number of my office is 03-＊＊＊＊-＊＊＊＊. Please feel free to contact me if you have any questions.**
私の電話番号は，03-＊＊＊＊-＊＊＊＊です．必要なときにはどうぞご連絡ください．

Key Words & Phrases

in charge of 〜　〜を担当している　　**laboratory**［名］歯科技工所
observe［動］見学する　　**nearest**　最寄りの　　**attach**［動］添付する

▶ 見学当日　The day for observation

Miyuki:　Nice meeting you.I am a chief dental technician in this laboratory, Miyuki Tanaka.

Kevin:　Hi, nice meeting you, too. My name is Kevin Fox. I work as a dental technician in James Dental Laboratory in London.

Miyuki:　This morning, we will show you around our laboratory. If you have any questions, please ask us at any time.

Kevin:　Miyuki, may I have a question? How many technicians do you have in this laboratory?

Miyuki:　Ok, in this laboratory, we hire 15 dental technicians. They are all qualified. We contract with several dental clinics in the Tokyo area. Some of technicians have studied in a bachelor course for 4 years.

幸：　　　はじめまして．私が，主任歯科技工士の田中　幸です．

ケビン：　どうも，はじめまして．私は，ケビン・フォックスと申します．ロンドンのジェームズ歯科技工所で働いている歯科技工士です．

幸：　　　今日の午前中は，当社の技工所をご案内します．ご質問があれば，いつでもどうぞ．

ケビン：　みゆきさん，質問してもよいですか？　この技工所には，何人の歯科技工士が働いていますか？

幸：　　　はい，この技工所には，15名の歯科技工士が働いています．みな，資格を持っている歯科技工士です．当社は，首都圏の何軒かの歯科医院と契約を結んでいます．歯科技工士のなかには，4年制の学士課程で学んだ者もいます．

Key Words & Phrases

hire [動] 雇う   **qualify** [動] 資格を与える   **contract** [動] 契約する
bachelor course [名] 学士課程   **approximately** [副] およそ

Kevin: Miyuki, what is this room for?

Miyuki: This room is for CAD/CAM.

Kevin: Miyuki, I would like to know number of technicians in Japan.

Miyuki: Ok, in Japan, there are approximately 35 thousand technicians. And there are approximately 20 thousand dental laboratories.

ケビン：   みゆきさん，この部屋は何の部屋ですか？

幸：   この部屋は，CAD/CAM 室です．

ケビン：   みゆきさん，日本の歯科技工士の人数を知りたいのですが．

幸：   そうですね．日本には，およそ 35,000 人の歯科技工士がいます．歯科技工所は，20,000 軒ほどあります．

Key Words & Phrases

especially [副] 特に　　**milling system** [名] ミリング（切削加工）システム
zirconia framework [名] ジルコニアフレームワーク　　**colleague** [名] 同僚

Miyuki:　　Kevin, now our tour is over. Do you have any questions?

Kevin:　　Oh, thank you very much. I could understand the system in your laboratory. Especially, I am interested in the milling system for zirconia framework. It is excellent. I will bring this useful information to my colleagues in London.
It was a pleasure meeting you. Miyuki.

Miyuki:　　It was a pleasure meeting you, too. Kevin. Safe trip to London.

幸：　　ケビンさん，これで案内は終了となります．何かご質問はありますか？

ケビン：　　いえ，大変ありがとうございました．この歯科技工所のシステムをよく理解することができました．特に，ジルコニアフレームのミリングシステムには，興味をもちました．すばらしいですね．ロンドンの仲間に，このすばらしい情報を持ち帰りたいと思います．
お会いできて，大変よかったです．みゆきさん．

幸：　　こちらこそ，お会いできてよかったです．ケビンさん．お気をつけて，ロンドンにお戻りくださいね．

1-3 ショッピング
Shopping

　ショッピングは，多くの人にとって海外旅行の楽しみの 1 つだろう．ここでは
ショッピングでの英会話を通じ，基本的な会話表現を習得しよう．

Kazuhiko:　　Excuse me, <u>could you tell me the way to this shop?</u>
　　　　　　　　　　　　　　　　　　　　　　　　　　　　　　　①

Passer-by:　　Turn left at the first traffic light.

Kazuhiko:　　I understand. Thank you.

Passer-by:　　You are welcome.

Salesman:　　May I help you?

Kazuhiko:　　No, thanks. I'm just looking.

Salesman:　　If you need any help, please let me know.

Kazuhiko:　　Thank you. I will.

一彦：　　　すみません．（ガイドブックを指して）このお店へはどうやって行くんで
　　　　　　すか？

通行人：　　1つ目の信号を左に曲がってください．

一彦：　　　わかりました．ありがとうございます．

通行人：　　どういたしまして．

店員：　　　いらっしゃいませ．何かお探しですか？

一彦：　　　いえ，ちょっとみているだけです．

店員：　　　ご用がありましたら，お知らせください．

一彦：　　　わかりました．

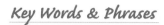

Key Words & Phrases

traffic light ［名］信号　　**tax** ［名］税金　　**cheap** ［形］安い
inch ［名］インチ（約2.54 cm）　　**cash** ［名］現金
charge ［名］クレジットカード

Kazuhiko:　　Would you show me those ones?

Salesman:　　Sure. Here you are.

Kazuhiko:　　How much are they?

Salesman:　　36 dollars plus tax.

Kazuhiko:　　Do you have anything cheaper?
　　　　　　　　　　　　　　　　　　　　　②

Salesman:　　How about these ones?

Kazuhiko:　　May I try them?

一彦：　　あれをみせていただけますか？

店員：　　はい，どうぞ.

一彦：　　これはいくらですか？

店員：　　36ドルと税金がかかります.

一彦：　　もう少し安いものはありますか？

店員：　　では，こちらはいかがですか？

一彦：　　試着してみていいですか？

Kazuhiko:	I like them. Please shorten these pants by five inches.
Salesman:	Do you need anything else?
Kazuhiko:	No, thank you. How much are they?
Salesman:	30 dollars. Cash or charge?
Kazuhiko:	Can I pay with traveler's checks?
Salesman:	Yes. Do you have any ID?
Kazuhiko:	Yes. I have my passport.

一彦：	気に入りました．ズボンの丈を5インチ詰めてください．
店員：	ほかに何か買われますか？
一彦：	いいえ，結構です．いくらですか？
店員：	30ドルです．お支払いは現金ですか，それともクレジットカードで？
一彦：	トラベラーズチェックで払えますか？
店員：	はい．身分証明書はありますか？
一彦：	ええ，パスポートを持っています．

Expressions

❶ 道順を尋ねる　Asking for directions

Could you show me where I am on this map?
私が今この地図のどこにいるのか教えてください.

Turn right.
右へ曲がってください.

Walk along this avenue for two blocks.
この通りをまっすぐ2区画進んでください.

Go straight through the intersection.
交差点をまっすぐ行ってください.

❷ ほかのものを探す　Asking to see something different

Do you have a smaller one?
もう少し小さいものはありますか？

I'd like to see some others.
ほかのもみたいのですが.

Are there any other patterns?
ほかの柄はありますか？

Are there any other colors?
ほかの色はありますか？

The sleeves are too long.
少し袖が長いです.

It's too big.
大きすぎます.

I don't like the color.
色が気に入りません.

This is just my size.
ぴったりです.

I'll take it.
それをください.

❸ 会計をする　At the cashier

How much is it altogether?
全部でいくらですか.

I'll pay in cash.
現金で支払います.

Charge, please.
クレジットカードでお願いします.

❹ その他の関連表現　Other expressions

Can I buy this duty-free?
免税で買えますか？

Where is the nearest restroom?
ここから一番近いお手洗いはどちらですか？

Could I have a duty-free form?
免税書類をつくってください.

Dictation

Listen and complete the questions below.

1. Excuse me. Could you tell me   ?

2. Would you show me   ?

3. How   ?

4. Do you   ?

5. Can I pay   ?

6. Could you show me where   ?

7. Do you   ?

8. Are   ?

9. How   ?

10. Can I   ?

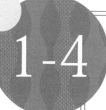

1-4 海外の展示会に参加する
Visiting international dental shows

　歯科の展示会のなかでも，開催の歴史，規模，装飾，開催日数などの点で，欧米のデンタルショーは特に優れている．そこでは，同じ歯科を業とする人々が世界中から集まるため，産業の交流から技術者としての交流へと発展する要素が無限に潜んでいる．ここでは，このような貴重な機会を活かすためにも，展示会に参加して自分の仕事に役立てるというストーリーをイメージしながら英語の練習をしておこう．

▶ 入国手続き　Going through the immigration

Immigration officer:	Good morning. <u>Could I see your passport and landing card, please?</u>①
Kazuhiko:	Good morning. Here's my passport and landing card.
Immigration officer:	So, it seems as if you are here for sightseeing.
Kazuhiko:	Yes, sightseeing. And I'm going to attend an exhibition related to my present job.

入国審査官：	おはようございます．パスポートと入国カードをみせてください．
一彦：	おはようございます．これが，パスポートと入国カードです．
入国審査官：	えー，滞在目的は観光ですね？
一彦：	はい．それから，仕事に関係する展示会にも行きます．

Key Words & Phrases

landing card［名］入国カード　　**as if〜**　まるで〜のように
sightseeing［名］観光　　**attend**［動］参加する　　**exhibition**［名］展示会
purpose［名］目的　　**another**［形］もうひとつの　　**document**［名］文書

Immigration officer:	So you are not doing any business at the exhibition. If you were entering this country for the purpose of doing business, you would need another type of document.
Kazuhiko:	No, I'm not doing any business. Here is the name and address of the hotel I'm staying at.
Immigration officer:	（Stamping Kazuhiko's passport）Here is your return ticket. And also your passport.
Kazuhiko:	Thank you very much indeed.

入国審査官：	その展示会では商売をしないですね．商売の目的で入国のときは，また別の書類がいりますが……．
一彦：	はい，しません．滞在するホテルの名前と住所はこれです．
入国審査官：	（スタンプを押して）帰りの出国便も決まっていますね．はい，パスポートと航空券をお返しします．
一彦：	どうもありがとうございます．

▶ タクシーに乗る　Taking a taxi

Kazuhiko:　Good morning. I'd like to go to the Ramada Hotel, please.
②

Driver:　Good morning. Please wait a moment while I open the trunk. What brought you to Germany?

Kazuhiko:　I'm here to attend a dental meeting and an exhibition. It was a long flight and I'm very tired. When I get to the hotel, I'm going to take a rest.

Driver:　This is your hotel. This meter shows the taxi fare. In addition, you need to pay for two suitcases.
③

Kazuhiko:　Thank you. This is the fare and a tip.

Driver:　Thank you. Have a nice day.

一彦:　おはようございます．ラマダホテルまでお願いします．

運転手:　おはようございます．後ろのトランクを開けるのでちょっと待ってください．ドイツには何をしにきたんですか？

一彦:　歯科の学会と展示会をみに来ました．飛行機に乗る時間が長くて疲れたので，ホテルに着いたら寝ようと思います．

運転手:　はい，着きましたよ．このメーターがタクシー代金で，これにスーツケース2個分の料金をプラスして下さい．

一彦:　はい，タクシー代と，これがチップです．

運転手:　ありがとうございます．どうぞ気をつけて．

Key Words & Phrases

fare [名] 代金　　**voucher** [名] クーポン　　**fill out** 記入する

▶ ホテルのフロント　At the hotel reception

Kazuhiko:	Good morning. <u>My name is Kazuhiko Ozaki.</u> I'm from Japan. These are some vouchers I got in Japan.
Receptionist:	Good morning. Please fill out this form. Do you have a credit card?
Kazuhiko:	Yes. Here's my credit card.
Receptionist:	Thank you. Thanks for letting me take a copy. This is your room key. I hope you have an enjoyable stay.
Kazuhiko:	Thank you.

一彦：	おはようございます．日本から来た尾崎一彦です．これが日本で購入したクーポンです．
ホテルフロント：	おはようございます．では，このカードに記入してください．クレジットカードはお持ちですか？
一彦：	はい．こちらです．
ホテルフロント：	ありがとうございます．記録させていただきました．これが部屋のキーです．どうぞ快適なご滞在を．
一彦：	ありがとうございます．

▶ 展示会場に行く　Entry registration

Information clerk:	Good morning. <u>Please fill out the registration form.</u> ⑤
Kazuhiko:	Is this form written completely in German?
Information clerk:	No, the German version is followed by an English one. Your family and first name should be written separately. This is your address, and the name of the lab you work for is here.
Kazuhiko:	Thank you.
Kazuhiko:	Here you are.
Information clerk:	Thank you. I'll prepare your name tags right away. That will be 10 Euros each. The general catalog for the exhibition is separate. You can buy one soon after you enter the exhibition hall. This is your name tag. You hang this name tag around your neck. At the entrance they will punch your name tag.

受付：	おはようございます．登録用紙に記入してください．
一彦：	この用紙は全部ドイツ語ですか？
受付：	いや，隣に英語もついてます．名前は姓と名で分かれていて，ここが住所，そして勤務先のラボ名がここです．
一彦：	ありがとうございます．
一彦：	できました．
受付：	ありがとうございます．すぐ名札をつくりますからお待ちください．会場費は1人10ユーロです．会場総合カタログは別料金になりますが，入場したところに専用の売り場があります． はい，こちらが名札です．この名札を首から下げて，あの入り口でパンチを入れてもらってください．

Key Words & Phrases

narrow down [動] 限定する   **convenient** [形] 便利な
product [名] 製品   **porcelain** [名] 陶材
ceramic [形] セラミックの   **material** [名] 材料

Anne: Hi, Kazuhiko. Long time no see.

Kazuhiko: Hello, Anne. What a surprise! I guess you are here for the exhibition. Shall we walk round and look at the booths together?

Anne: That's a good idea. Come on. Let's go in.

Anne: This is a surprisingly large exhibition hall, so it's better to narrow down what we want to see.

Kazuhiko: Yes, I agree. This time I think we should concentrate on CAD/CAM.

Anne: It's really convenient to have most of the makers exhibiting their products.

Kazuhiko: We'll be able to ask a lot of questions about porcelain and other ceramic materials.

アン：   あら，一彦さん．久しぶり．

一彦：   やあ，アン．奇遇だねえ．展示会を見に来たんだね．一緒に回ろうよ．

アン：   それはいいわね．行きましょう．

アン：   驚くほど広い展示会場ね．こういう広い会場ではテーマをもってみないとね．

一彦：   そうだね，今回は CAD/CAM に注目してるんだ．

アン：   メーカー各社が揃って展示しているからいろいろと比較できるわね．

一彦：   うん，陶材や周辺の材料についてまで細かく質問しようと思うよ．

▶ デモの見学　Watching the demonstration

Kazuhiko:	Hello. Is this material available for export to Japan?
Instructor:	Oh, are you from Japan? Would you wait a moment, please? I'll call the person in charge of exports.
Representative:	Hi, welcome to our booth. I understand that you are interested in this material.
Kazuhiko:	Hi. I'd really like to use this material. Is it available in Japan?
Representative:	I'm very sorry, but this is our newest product and there is no definite date set for export.
Kazuhiko:	I'd really like to use it. What do you suggest?
Representative:	May I have your contact address? The Japanese distributor will contact you as soon as it becomes available for export.
Kazuhiko:	Thank you very much. This is my contact address.
Representative:	This is my name card. I hope you enjoy the exhibition.
Kazuhiko:	Goodbye.

一彦：	こんにちは．この材料は日本に輸出されていますか？
展示社員：	あら，日本からいらっしゃったんですか？　ちょっと待ってください．輸出担当者をよびます．
担当者：	こんにちは．当社の展示へようこそ．こちらの材料ですね？
一彦：	ええ，この材料を使ってみたいのですが，日本に入っていますか？
担当者：	残念ながら，これはまだ新製品で輸出の目処がたってないんですよ．
一彦：	使ってみたいのですがどうしたらよいですか？
担当者：	そうしましたら，ご連絡先をいただけますか？　輸出の目処がたったら日本の代理店を通じてご連絡します*．
一彦：	それは助かります．これが私の連絡先です．
担当者：	これが私の名刺です．では展示をお楽しみください．
一彦：	ありがとうございました．

---

*：外国製の医療機器は，日本で承認，認証を受けた後，流通が可能となる．

Key Words & Phrases

available ［形］入手可能な　　**export** ［名］輸出　　**charge** ［名］責任

be interested in～　～に興味をもつ　　**would like to～**　～したい

definite ［形］明確な　　**distributor** ［名］取次業者　　**name card** ［名］名刺

attract ［動］引きつける　　**require** ［動］要求する

I wonder if～　～かしら　　**instrument** ［名］器具　　**deal with**　取引する

indispensable ［形］必要不可欠な　　**procedure** ［名］作業

Kazuhiko:	This demonstration is attracting a lot of people. An instructor is speaking into the microphone.
Anne:	Demonstrations of porcelain materials are always very popular.
Kazuhiko:	The same demonstration is being shown on a nearby screen.
Anne:	The instruments used in this procedure are new. New technology requires new instruments.
Kazuhiko:	I wonder if it is OK to take photos. Let's ask him. <u>May I take photos of these instruments?</u> ⑥
Instructor:	Yes, of course. The company in the next booth deals with these instruments. They are indispensable for this whole procedure.

一彦：	このデモはおもしろそう．もう人がいっぱいだよ．インストラクターがマイクで話しているね．
アン：	陶材のデモはいつも人気があるわよね．
一彦：	デモを手元のビデオ画面でもみることができるんだね．
アン：	作業の周辺のインスツルメントも目新しいわ．やはり新しい技術には新しい器具が必要なのね．
一彦：	写真撮影はダメかな．聞いてみよう．すみません，この器具を撮影してもよいですか？
インストラクター：	はい，どうぞ．これは隣のブースの会社で売っている器具です．この作業には欠かせないものです．

Kazuhiko:	I guess it's tiring to do this kind of demonstration. How many do you do a day?
Instructor:	Four times a day over the period of the exhibition. It's very different from my regular work, particularly working under lighting and using my voice.
Kazuhiko:	I'm very much interested in the technique you have just shown me. In the future, I'd appreciate getting further details and would like to exchange e-mail addresses.
Instructor:	Yes, of course. This is my name card. My laboratory is located in Zurich, Switzerland. I'm working as a part-time demonstrator for this exhibition company during the period of the exhibition.
Kazuhiko:	Japan uses so many materials from Germany. Any further information would be most welcome. Let's keep in touch.

一彦：	デモは疲れるんでしょうね．1日何回やるんですか？
インストラクター：	1日4回です．会期中毎日やってますよ．ライトも当たりますし，音声も気を使いますし，いつもの仕事とは違って疲れます．
一彦：	このテクニックに興味があります．今後いろいろ教えていただきたいのですが，メールアドレスを交換しませんか？
インストラクター：	ええ，いいですよ．これが私の名刺です．ラボはスイスのチューリッヒにあるんですが，この展示会社に雇われて期間中デモをしています．
一彦：	日本ではいろいろな材料がドイツから来ていますよ．だから現地の情報が必要なんです．これからよろしくお願いします．

Key Words & Phrases

appreciate ［動］正しく理解する　　**further** ［形］高度な
exchange ［動］交換する　　**Let's keep in touch.** よろしく

Expressions

❶ 搭乗手続きをする　At immigration

A：What's the purpose of your visit?
入国目的は？

B：I'm attending an exhibition.
展示会見学です.

A：Where are you staying?
滞在先はどちら？

B：At the Ramada Hotel.
ラマダホテルです.

A：How long will you be staying?
滞在予定日数は？

B：Five days.
5 日間です.

A：Do you have a return ticket?
復路の航空券はお持ちですか？

B：Yes. Here you are.
はい，これがそうです.

A：How much money are you carrying?
お金はどのくらいお持ちですか？

B：$250 in cash and some travelers' checks. And, of course, a credit card.
現金で 250 ドルとトラベラーズチェック，それからもちろんクレジットカードもあります.

A：May I see your landing card, please?
入国カードをお持ちですか？

B：Sure. Here you are.
はい，これです.

A：Could you sign the card here, please?
あっ，カードのここに署名してくださいますか？

B：Of course.
はい，そうでしたね.

❷ タクシーに乗る　Taking a taxi

A：Excuse me, is there a taxi rank around here?
すみませんが，このあたりにタクシー乗り場はありますか？

B：Yes, there's one right in front of the station.
はい，駅前にあります.

A：Excuse me, where can I get a taxi?
すみません，タクシーに乗りたいのですが.

B：You can get one over there. In front of the movie theater.
あそこで乗れますよ.　その映画館の前です.

A：I want to go to Hill Street. Do you know where that is?

ヒル・ストリートに行きたいんですけど，わかりますか？

B：Yes. It's about a ten-minute ride from here.

はい，ここから車で 10 分くらいです．

A：Good morning. Can you take me to the Washington Hotel, please?

おはようございます．ワシントンホテルまでお願いします．

B：Yes, of course.

はい，かしこまりました．

❸ タクシーの精算をする　Paying a taxi

A：This is the Washington Hotel.

ワシントンホテルに到着しました．

B：Thank you. How much is that?

ありがとう．いくらですか？

A：$26.

26 ドルです．

B：OK. Here's $30. Keep the change.

はい．30 ドルね．おつりは取っておいて．

A：Thank you, sir.

ありがとうございました．

❹ ホテルにチェックインする　Checking in at a hotel

A：Good morning. I have a reservation. My name is Ozaki.

おはようございます．予約した尾崎です．

B：Sorry? What was your name again?

すみませんが，お名前をもう一度お願いします．

A：Ozaki. That's O-Z-A-K-I.

尾崎，お，ざ，き，です．

B：Could you fill out this form, please?

こちらに記入していただけますか？

A：Sure.

はい．

B：OK, Mr. Ozaki. You are in room 402. Please use this card to open the door of your room. Have a pleasant stay.

尾崎様ですね．402 号室です．こちらのカードがキーとなっておりますので，ドアを開けられます．ご滞在をお楽しみください．

❺ 展示会の受付で　At the registration desk at the exhibition hall

I'm pre-registered. Here is my registration card.　予備登録をしてあります．こちらが登録カードです．

Can I have a map of the exhibition hall, please?　展示会場の案内図を頂けますか？

What are the opening and closing times?　開始，終了時間はどうなっていますか？

Do you have a list of the exhibitors?　出展各社の一覧表はありますか？

❻ 展示ブースで質問する　Asking questions at a booth

Is this material available in Japan?　この材料は日本でも入手可能ですか？

May I take a photo?　写真撮影をしてもよろしいですか？

May I have your contact address?　連絡先住所を頂けますか？

Listen

Are these words singular or plural? Circle S or P and then listen again and write the word down.

1. S／P _____
2. S／P _____
3. S／P _____
4. S／P _____
5. S／P _____
6. S／P _____
7. S／P _____
8. S／P _____
9. S／P _____
10. S／P _____

1-5 海外で働く
Working for dental labs overseas

「海外で働く」ということを夢見る若者は，いつの時代も多いと思われる．歯科技工士のように高度に専門的な職種であれば，その機会は突然降ってわいたようにやってくることもある．日頃から海外への意識を高め，歯科技工と英語の練習に励んでいれば，その機会はより増すだろう．ここでは，海外で働くためのステップをイメージしながら学習していこう．

▶ 訪問先へのアポイント　Making an appointment

Los Angeles Lab:　Hello. This is the Los Angeles Dental Laboratory. How may I help you?

Kazuhiko:　My name is Kazuhiko Ozaki. I'm from Tokyo. <u>May I speak to Mr. Brown, the manager?</u>
①

Los Angeles Lab:　I'm sorry, Mr. Brown is out. He'll be back this afternoon. Would you like to leave a message?

Kazuhiko:　I just arrived from Tokyo to have an interview with the manager. I'm at the airport and will soon be on my way to my hotel. I'd appreciate it if he could call me there. It's the Pickwick Hotel and the telephone number is 408-7544.

ロスのラボ：　はい，ロスアンゼルスラボラトリーです．ご用件をうかがいます．

一彦：　私は東京から来た尾崎一彦といいます．マネジャーのブラウンさんをお願いします．

ラボ：　ブラウンはいま不在です．午後に帰ってきますが，メッセージをうかがいましょうか？

一彦：　ええ，東京から就職の面接に来たのですが，空港に着いたところです．これからホテルに行きますので，ホテルに電話をください．名前はピックウィックホテル，番号は 408-7544 です．よろしくお願いします．

Key Words & Phrases

dental laboratory [名] 歯科技工所　　**leave** [動] 残す

interview [名] 面接　　**appreciate** [動] 評価する　　**expect** [動] 期待する

guess [動] 推察する　　**suggest** [動] 提案する

recommend [動] すすめる　　**look forward to~ing** ～を楽しみにする

Kazuhiko:	Hello. Kazuhiko speaking. Is this Mr. Brown? I was expecting your call.
Brown:	Yes, this is Mr. Brown. I guess you are tired from your long flight. I suggest you take a good rest today. The interview will be from 10 a.m. tomorrow morning. Is that OK?
Kazuhiko:	Yes, that's fine. As for getting to your laboratory, I have the map that you kindly sent me.②
Brown:	OK. Please show the map to the taxi driver. I recommend coming by taxi. It is safe and convenient, and will take about fifteen minutes.
Kazuhiko:	Thank you. I'm looking forward to seeing you.
Brown:	OK. See you later.

一彦：	はい，一彦です．あ，ブラウンさんですか．お電話お待ちしていました．
ブラウン：	こんにちは，ブラウンです．長旅お疲れ様でした．今日はゆっくり休んで，明日ここでお会いしましょう．明日午前10時はいかがですか？
一彦：	はい，お願いします．道順ですが，以前送っていただいた地図のとおりでよいですか？
ブラウン：	はい，その地図をタクシーの運転手にみせて来てください．車が便利で安全です．15分くらいで来れますよ．
一彦：	わかりました．では，お会いするのを楽しみにしています．
ブラウン：	では，また．

▶ 面接 First meeting for employment

Brown: How do you do, Kazuhiko? I hope you had a good rest.

Kazuhiko: Thank you. I had a bit of jet lag. But it's gone now.

Brown: Please have a seat. Could you give a brief self-introduction?

Kazuhiko: <u>My name is Kazuhiko. My family name is Ozaki.</u> It has been five years since I graduated from a dental technicians' school in Tokyo. <u>I've been working mostly on restorations and fixed dental prostheses.</u> I've learned a lot. By chance, I saw your laboratory on the internet and was interested. That's why I applied for this job. I thought being hired by your laboratory would enhance my future prospects. Thank you very much for your time, Mr. Brown.

Brown: No, it is me who should be grateful. We are always looking for people with talent and experience. One young technician from Italy was finally even able to open his own laboratory here in the US. Dental technicians are always welcome anywhere in the world. I hope you can do your best.

ブラウン：　一彦さん，はじめまして．ゆっくり休めましたか？

一彦：　ええ，時差がありましたがなんとか大丈夫です．

ブラウン：　では，こちらにおかけください．簡単に自己紹介をしてください．

一彦：　名前は尾崎一彦です．東京の歯科技工士学校を卒業して5年になります．クラウン・ブリッジの仕事を中心に，勉強してきました．たまたまこちらのラボをインターネットでみて興味をもちましたので，今回応募しました．ここで働かせていただけたら，将来にとても役立つと思ってます．今日は時間を割いてくださりありがとうございます．

ブラウン：　いいえ，私こそ感謝していますよ．われわれは，優れた技術と経験のある人をいつも探して，迎え入れようと思っています．イタリアから来た若者は，夢をかなえてこちらで立派なラボを開いています．歯科技工士はどこにいても通用しますから，どうぞ頑張ってください．

Key Words & Phrases

jet lag [名] 時差ボケ　　**introduction** [名] 紹介　　**by chance**　たまたま
That is why〜　そういうわけで〜　　**apply for** [動] 応募する
hire [動] 雇う　　**enhance** [動] 促進する　　**prospect** [名] 見通し
actually [副] 実際に　　**prepare** [動] 準備する
permanent residence [名] 永住

Brown: By the way, one very important thing is the working visa. It's getting tougher to get a working visa, particularly here in the US. Actually, I have a new laboratory that has just opened in Canada. I'd like to invite you to work there. The working visa for Canada is easier to get.

Kazuhiko: Thank you. I'll begin preparing the necessary documents along those lines. Would you give me further information when I apply?

Brown: The best course of action would be to work in Canada for a certain period and then you can make preparations to apply for permanent residence and a working visa.

Kazuhiko: I understand. I'll be thinking about this in the long-term. I'll do my best at your laboratory.

ブラウン： ところで，こちらで採用となっても，就労ビザなどの条件が米国では厳しいんです．私のラボが，カナダで新たに開業しましたので，そこで働いてくれますか？　カナダへの就労ビザ申請のほうが簡単だそうです．

一彦： はい，ではその条件に沿って書類を準備します．申請に必要な事柄を教えてください．

ブラウン： カナダで一定期間働いてから，米国への永住権，就労ビザなどの準備をすればよいと思います．

一彦： はい，わかりました．長期的に考えながら一生懸命やります．

▶ ラボ見学　Experiencing lab works

Brown:　　I want you to meet the head of our lab. He will give you a short examination. I'll give you some work regulations and a contract to sign. Please take a look at them. You can ask questions at any time. If you are appointed, I will contact you by letter.

Kazuhiko:　Thank you, Mr. Brown.

Tom:　　Hi, I'm the head of the lab. Please call me Tom.

Kazuhiko:　Nice to meet you, Tom.

Tom:　　I'll show you around the lab. Later you will have an aptitude test.

Kazuhiko:　OK. Thanks.

Tom:　　This is the lab. The sections for removable dental prostheses, restorations and metal ceramic restorations are on different floors.

Kazuhiko:　The apparatus in this lab doesn't look so different from what I have used in Japan.
⑤

Tom:　　Is that so? Dental technology is universal, isn't it?

ブラウン：　ではこれから，チーフにあってもらいます．仕事のテストを受けてください．また勤務時間，給与などの就業規定と契約書を渡しますから，前もって読んでおいてください．質問がありましたら，遠慮なくいつでもどうぞ．採用の可否は追って手紙でお知らせします．

一彦：　ありがとうございます．

トム：　こんにちは．チーフのトムです．よろしく．

一彦：　よろしくお願いします．

トム：　これからラボの案内と適性テストをします．

一彦：　はい．

トム：　こちらがラボです．義歯とクラウン，ポーセレンでフロアが分かれています．

一彦：　ラボの器材をみると日本とあまり変わりませんね．

トム：　そうですか？　歯科技工はどこも普遍的ですものね．

Key Words & Phrases

examination [名] 試験　**regulation** [名] 規則　**contract** [名] 契約書
aptitude test [名] 適性試験　**apparatus** [名] 器材・器具
except for~ ～を除いて　**atmosphere** [名] 雰囲気
disorder [名] 雑然とした状態　**be familiar with~** ～と似ている
be accustomed to~ ～に慣れる　**eager** [形] 熱心な

Kazuhiko: In Germany, I found that the labs were well-ordered.

Tom: In Germany, they systematically put everything in place, except for the things they are actually using.

Kazuhiko: I am quite familiar with the general atmosphere of your lab. I feel it has a sense of disorder.

Tom: I'm sure you will quickly get accustomed to your new job.

Kazuhiko: I'm very eager to start work.

一彦: ドイツのラボを見学したときには整然としていましたよ.

トム: ドイツでは作業中の器材以外は整頓する習慣が徹底しているようですね.

一彦: ラボ全体の雑然とした雰囲気も日本と似ていてなじみやすいです.

トム: たぶん仕事の内容にもすぐ慣れると思いますよ.

一彦: すぐにでも仕事がしたいです.

▶ 採用試験　Employment test

Tom: OK. This is your employment test.

Kazuhiko: OK. I'm ready.

Tom: I'd like you to make wax up models for this patient. That is a removable dental prostheses and alignment of artificial teeth. Also a wax up pattern for an anterior restoration and fixed dental prosthesis.

Kazuhiko: Yes, sir. I understand. May I use the tools and materials here?

Tom: Yes, of course. This is a timed test. Show them to me when you are through. In the afternoon, there will be another test for porcelain building up.

Kazuhiko: I'll do my best.

Tom: And after that there will be an IQ test.

トム：　ではテストに入ります.

一彦：　よろしくお願いします.

トム：　まず，このケースのワックスアップをやってみてください. 1つは義歯の ワックスアップ, 人工歯排列, もう1つは前歯クラウン・ブリッジのワック スアップです.

一彦：　わかりました. この前にある器材を使ってよいですね？

トム：　はい. ここから時間を計ります. 完成したらみせてください. 午後は陶材築 盛の試験をします.

一彦：　頑張ります.

トム：　その後にメンタルテストのペーパー試験もやります.

Key Words & Phrases

employment [名] 雇用　　**patient** [名] 患者
alignment [名] 排列　　**artificial teeth** [名] 人工歯
tool [名] 器材　　**porcelain building up** [名] 陶材築盛

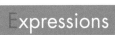

Expressions

❶ 電話でのあいさつ　Calling someone on the telephone

A：Could I speak to Mr. Smith, please?
スミスさんはいらっしゃいますか？

B：I'm afraid, he's out at the moment.
申し訳ありませんが，いま席を外しております．

A：Could I leave a message for Mr. Smith, please?
スミスさんに伝言を残したいのですが．

B：Sure.
結構ですよ．

A：Could you tell him that Kazuhiko Ozaki rang? I'll call back later.
尾崎一彦が電話してきて，「また後でかけなおすから」と伝えてください．

（電話での表現については，p.128 も参照）

❷ 面会の約束を取りつける　Making an appointment

I'd like to make an appointment.
面会の申込みをしたいのですが．

Could I call in at your clinic tomorrow at 3 p.m.?
明日午後3時に，そちらのクリニックにうかがってもよろしいでしょうか？

❸ 自己紹介をする　Introducing yourself

My name is Kazuhiko. My family name is Ozaki. I'm from Tokyo. I graduated from dental technicians' school five years ago.
名前は一彦です．姓は尾崎です．東京出身です．5年前に歯科技工士学校を卒業しています．

❹ 職歴について述べる　Talking about your job

Since I graduated, I've been working in a dental clinic in Tokyo. Recently, I've been working mostly on restorations and fixed dental prostheses.

卒業後は東京にある歯科医院で働いています．最近はクラウン・ブリッジを専門につくっています．

❺ 質問をする　Asking questions

Could I take a look at your lab, please?

こちらのラボを見学したいのですがよろしいですか？

How many dental technicians are working here?

こちらでは，何人の歯科技工士が働いていますか？

Can I take a look at this apparatus?

この器具をみてもいいですか？

What's this apparatus used for?

この器具は何に使うのですか？

Dictation

Listen and complete these sentences.

1. _____ .

2. May I _____ ?

3. I'm looking _____ .

4. My family _____ .

5. That's why I _____ .

6. Thank you _____ .

7. Would you give me _____ ?

8. I'll _____ .

9. Nice _____ .

10. I'm very _____ .

海外で活躍する歯科技工士

吉田明彦（Aki Yoshida）

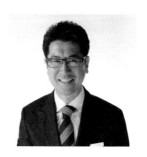

1983 年，日本大学歯学部付属歯科技工専門学校卒業
アメリカ在住 25 年
ボストン郊外でクラウンブリッジ主体のラボ
Gnathos Dental Studio を経営

　私が海外での仕事に憧れるきっかけとなったのは，歯科技工士学校卒業の春に受講した桑田正博先生（現愛歯技工専門学校名誉校長）の 9 日間のシニアコースでした．

　1960 年代初頭に渡米され，苦労と試行錯誤の末に成し遂げた陶材焼付金属冠の開発から誕生までのエピソードの数々，そして歯科技工を学問として確立させたいと情熱的に語られていた先生を同じ日本人として誇りに感じ，いつしか自分もアメリカで仕事をしてみたいと思うようになったのです．

　そしてその 4 年後，実際にアメリカに研修に行く機会に恵まれました．当時勤務していた東京南青山の田中歯科（田中宏院長）は，1970 年代にご自身がボストンのタフツ大学の補綴科で助教授をされていて，そのときの臨床教授が世界的な補綴の権威である故 Dr. Lloyd L. Miller（以降 Dr. Miller）でした．その関係で，私をボストン郊外の Dr. Miller のプライベートラボへ，「世界のトップをみてこい」と 1 年間の研修に行かせて

くださったのです．初めての海外旅行が 1 年間の研修でした．

　すべてに驚き，感動したその 1 年間のことは今でも鮮明に記憶しています．その経験が忘れられず，帰国して 3 年後に 10 年間お世話になった田中歯科を退職させていただき，再び Dr. Miller のラボへ戻ることになりました．

　30 歳にしてゼロからのスタートです．最初の数カ月はアパートに家具もなく，もってきたスーツケースをテーブルにし，引越しのダンボールをガムテープでつなげてタンス代わりにしていました．若いうちは経済力がないのは当然だと思っていましたし，他人が選んだ道でなく，自分から望んで来たわけです．「自分の将来のために努力するんだ」という目標をいつももっていましたから，実際お金がなくても幸せでした．

　Dr. Miller のラボ，Gnathos は完全な自費治療の院内ラボで，クラウンブリッジ，ラミネートベニア，インプラントなどを主に製作していましたが，患者さんとドクターの製作物への要求が高く，毎

日が試練の連続です.

仕事がうまくいかないのは自分の技術や経験不足からくるものであり，それを克服するべく，二度，同じ失敗は繰り返さないようにと，よく考えてからの製作を心がけ，決して手を抜くことはせず，「急がば回れ」ではないですが，多少時間がかかっても丁寧に仕上げていました.信頼できるのは自分の知識と技術力です.

歯科でも専門医制度が普及しているアメリカでは，勉強し努力している歯科技工士を一専門分野のパートナーとして扱ってくれます.私のように英語も満足に話せなかった若い東洋人の技術も認めてくれました.英語は，渡米前にも自分で勉強していましたが，実際来てみると全然通用せず苦労しました.

2004年にDr. MillerからGnathosを引き継いだ後，現在は，アメリカ歯科審美学会（AAED），歯科色彩学会（SCAD）の正会員になることができ，そしてタフツ大学やハーバード大学の歯学部でも講演をさせていただくようにもなりました.

CAD/CAMの進化に伴い，歯科技工におけるいろいろなステップは人の手を借りずに済むようになっていくでしょう.なかには職を失ってしまうのではないかと危惧する人もいます.

確かに，努力をしないで知識と技術が追いつかない人は，残念ながらそのような結果になる可能性もあるでしょう.

2千万円するポルシェを，免許をとったばかりの初心者が運転しても，その車のもっているポテンシャルを無駄にしてしまうのではないでしょうか.それと同じで，どんなに優秀なCAD/CAMでも，オペレーターが歯冠の形態や咬合，そしてマテリアルの特性などを良く理解していないなければ，歯科補綴装置としての機能を果たすことは出来ません.

そこには高度な知識と経験に基づくオペレーター（人間）が必要です.歯の形態や咬合はこの先数十年で変わるものではないのです.高度な技術，知識と経験をもった歯科技工士はこれから先も求められていくでしょう.

歯科技工士という職業は，技術次第で世界中どこででも活躍できる可能性のある数少ない素晴らしい職種の1つです.日々の努力から身につけた基礎技術と自信は，ドクターからどんなに困難なケースが送られてきても，必ずあなたにポジティブな考えをもたらしてくれると私は信じます.日本のみならず世界中の歯科界で求められるほど評判がよい基礎ができている日本人技工士，皆さんの将来が輝けるものになることを願ってやみません.

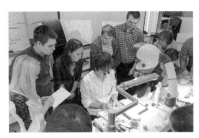

図1　ハンガリーで行われたハンズ
オンコース．ヨーロッパへは年
1，2回のペースで行っている

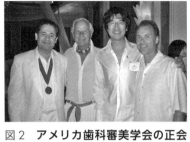

図2　アメリカ歯科審美学会の正会
員になったときに推薦してく
れた，アメリカ歯科界の重鎮3
人のドクターとのスナップ（左
から，Dr. Chiche，筆者，Dr.
Miller，Dr. Winter）

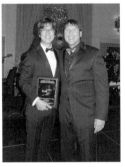

図3　歯科色彩学会で
レクチャーを表
彰される．会長の
Dr. Steven Chu
との記念撮影．

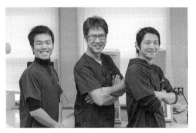

図4　日々の仕事をともにがんばる
ラボのスタッフと［左から，遠
山隆寛（熊本県出身），筆者，
門馬勇樹（京都府出身）］

Column

2

歯科医院での
会話

2-1 「歯が痛い」
Toothache

　歯が痛いときには，視診に加えエックス線写真でその状況を診断し，歯の神経を除去したり詰め物による処置を行う．治療の流れや関連する用語，表現を理解しよう．

Dentist:	Hello, Tatsuya. I'm Dr. Mack. What seems to be the problem?
Patient:	Well, Dr. Mack, I've been having awful toothache. I have had trouble sleeping the last couple of nights because of it.
Dentist:	OK. We'd better have a look. Open wide, please…mmm…is this the tooth?（Fig. 1）
Patient:	Ahhh! Yes!
Dentist:	It seems to be the lower right second molar, which has a fairly large cavity between this tooth and the wisdom tooth. The cavity also looks very deep. First we need to take a radiograph to examine the tooth.

歯科医師：	達也君，こんにちは．マックです．どうしましたか？
患者：	はい，マック先生，ずっと歯が痛くて，ここ数晩，夜も眠れないんです．
歯科医師：	そうですか．では，早速みてみましょう．大きく口を開けてください．うーん，この歯かな？（Fig. 1）
患者：	アーッ！　そうです．
歯科医師：	どうやら，右下第2大臼歯のようですね．親知らずとの間がかなり大きなむし歯になっていますね．しかも深そうです．まず，エックス線写真を撮って調べてみましょう．

Key Words & Phrases

What is your trouble? どうしましたか？ **awful** [形] ひどい

a couple of〜 いくつかの〜 **toothache** [名] 歯痛

lower right second molar [名] 下顎右側第二大臼歯

fairly [形] かなり **between〜and …** 〜と…の間

cavity [名] 齲窩 **wisdom tooth** [名] 智歯 **deep** [形] 深い

radiograph [名] エックス線写真 **X-ray** [名] エックス線

tooth decay [名] むし歯 **pulp chamber** [名] 歯髄腔

remove [動] 除去する **injection** [名] 注射

local anesthesia [名] 局所麻酔

(After pre-operative X-ray examination [Fig. 2])

Dentist: Unfortunately your tooth decay has affected the pulp chamber. The pulp of this tooth should be removed.

Patient: Is it painful?

Dentist: No, not at all. You won't feel any pain after an injection, in other words, a local anesthesia.

(術前エックス線写真 [Fig. 2] をみて)

歯科医師： 残念ながらむし歯が深くて歯髄腔まで到達していますね．この歯の歯髄をとらなければなりません．

患者： 痛いですか？

歯科医師： いいえ，全然．注射，つまり局所麻酔をしますので痛みは全くありません．

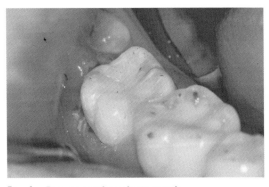

Fig. 1 **Pre-operative photograph**
術前（口腔内）写真

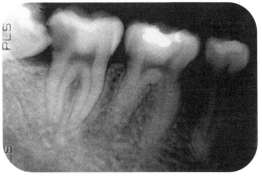

Fig. 2 **Pre-operative radiograph**
術前エックス線写真

Patient: Could you explain how you remove the pulp, please?

Dentist: All right. First, an opening is made through the crown of the tooth into the pulp chamber（Fig. 3）and then the pulp is removed. The root canal is cleaned and shaped to a form that can be filled.

Patient: What instruments do you use?

Dentist: I mainly use reamers, which are similar to needles, to remove the pulp and to clean the root canal. The cleaned canals are usually filled with gutta-percha filling material（Fig. 4, 5）.

Patient: Now I can understand the clinical procedures. Thank you for the explanation.

患者： 歯髄はどうやってとるのか説明していただけますか？

歯科医師： わかりました．まず，歯の歯冠部を貫通して歯髄腔に入口をつくり（Fig. 3），歯髄をとります．それから根管をきれいにして詰め物をするための形を整えます．

患者： どんな器具を使うのですか？

歯科医師： 歯髄の除去と根管の洗浄にはリーマーという針のような器具を主に用います．きれいにした根管の最終的な詰め物にはガッタパーチャを使用します（Fig. 4, 5）.

患者： 治療のやり方がよくわかりました．説明していただいて，ありがとうございました．

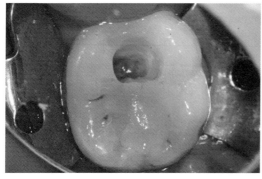

Fig. 3 **Pulp exposure**
　　　露髄

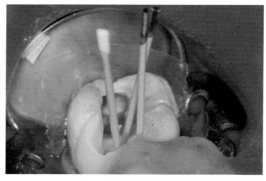

Fig. 4 **Gutta-percha is inserted.**
　　　ガッタパーチャが挿入されている

Key Words & Phrases

crown［名］歯冠　**root canal**［名］根管　**reamer**［名］リーマー
be similar to〜　〜と似ている　**gutta-percha**［名］ガッタパーチャ
filling［名］充填　**It's my pleasure.** どういたしまして
serious disease［名］重病　**bear**［動］我慢する

Dentist:	It's my pleasure. By the way, have you had any serious diseases?
Patient:	No, I have been completely in good health, except for my tooth. Dr. Mack, please start the treatment as soon as possible. This pain is unbearable.

歯科医師：	どういたしまして．ところで，これまで大きな病気をしたことはありますか？
患者：	ありません．現在，歯以外はすべて健康です．マック先生，できるだけ早く治療を開始してください．この痛みは我慢できません．

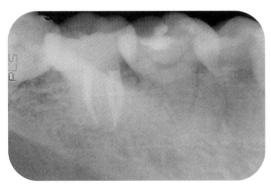

Fig. 5　**Radiograph after root canal filling**
根管充塡後のエックス線写真

Dentist:　　All right. As a final restoration, you can choose either metal or ceramic restoration. If you want the tooth color, I recommend a metal-ceramic restoration, which has both esthetics and strength (Fig. 6). Also, I need to extract your wisdom tooth before you have the restoration.

歯科医師:　　わかりました．（歯の神経の治療が終わったら）最終的には，金属のクラウンかセラミックスのクラウンかを選択することができます．もし歯と同じ色を希望されるのでしたら，審美性と強度の両方を兼ね備えた陶材焼付金属冠（Fig. 6）をおすすめします．それから，親知らずはクラウンをかぶせる前に抜いておく必要があります．

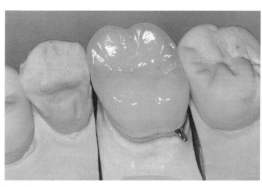

Fig. 6　**Metal-ceramic restoration**
　　　　陶材焼付金属冠（別の症例）

Key Words & Phrases

restoration [名] 歯冠修復物，クラウン　　**either〜or …**　〜か…のどちらか
metal [名] 金属　　**ceramics** [名] セラミックス
both〜and …　〜と…の両方　　**esthetics** [名] 審美性
strength [名] 強度　　**extract a tooth**　抜歯する

Dictation

Listen and write down these dental terms.

1. _____
2. _____
3. _____
4. _____
5. _____

6. _____
7. _____
8. _____
9. _____
10. _____

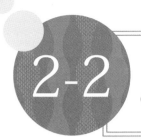

2-2 「入れ歯を入れたい」
Getting a denture

　歯を失ったときには，ブリッジ，義歯，インプラントによって失われた部分を補う．これらはそれぞれ異なる特徴をもっているため，その違いを理解し，説明できるようにならなければならない．ここでは，義歯についての歯科医院での会話を通じ，治療の概要や関連する用語を理解しよう．

Dentist:	Hello. What's the trouble today?
Patient:	I can't chew because of pain.
Dentist:	Let me see. This tooth is broken into two pieces. I'm sorry to say that the tooth has to be removed.
Patient:	What do you do after removing it?
Dentist:	There are many choices. One is a bridge. A bridge is fixed to the teeth. I'll have to reduce the neighboring teeth. The second choice is a false teeth, in other words, a denture. It doesn't need as much tooth reduction. Implants are also used to replace missing teeth. A hole will be made in the jaw bone, to put in a metal basement. Surgery is necessary to insert implants.

歯科医師：	こんにちは．今日はどうなさいましたか？
患者：	痛くてかめないんです．
歯科医師：	ちょっとみせてください．あー，この歯が2つに割れてしまっていますね．残念ですが抜かなければいけませんよ．
患者：	抜いた後はどうなるのですか？
歯科医師：	治療法はいろいろあります．1つ目はブリッジです．これは固定式ですが，両隣の歯を削らなければなりません．2つ目は取り外し式の入れ歯で，歯をあまり削る必要がありません．ほかにはインプラントも歯がなくなったところに用いられます．これは金属の土台を入れるために顎の骨に穴を開けるので，手術が必要になります．

Key Words & Phrases

chew [動] かむ　　**remove** [動] 取り除く　　**fix** [動] 固定する
neighbor [名] 隣　　**denture, false teeth** [名] 義歯　　**drill** [動] 歯を削る

Patient:　I'm afraid of operations. And I don't want to have my teeth drilled. I prefer a denture. How long would I have to be without that tooth?

Dentist:　The gums must heal for at least one month. Once the gums have healed, I'll start making a denture.

Patient:　How many appointments will be needed?

Dentist:　On the first appointment, I'll make impressions for stone casts. On the second appointment, I'll record your bite. I'll try-in the wax denture on the next time. The new denture will be completed after a week.

患者：　手術は怖いし，歯を削るのも嫌なので入れ歯がよいです．歯を抜いた後はどれくらいの間歯がないのですか？

歯科医師：　歯肉が治るのに少なくとも1カ月ほどかかります．歯肉が治ってからつくり始めます．

患者：　その後は何回くらいかかるのですか？

歯科医師：　1回目に石膏模型をつくるための型を採り，2回目の治療でかみ合わせを記録し，その次に試適をして，その1週間後に義歯を入れます．

Patient: Then is the treatment finished?

Dentist: You may need adjustments. You need two clasps. Here and here.

Patient: I understand. Can I wear the denture during sleep?

Dentist: I recommend you to take it out when you go to bed. Be sure to keep it in a glass of water.

Patient: Does it last a lifetime?

Dentist: That's not possible. Your denture will sometimes need adjustments or remaking. Do you have any other questions?

Patient: No, I don't.

患者： それで治療は終わりですか？

歯科医師： いいえ，その後は調整が必要です．あなたの場合は，こことここの2カ所にばねが必要です．

患者： わかりました．夜もつけて寝るのですか？

歯科医師： 夜は外したほうがよいでしょう．水につけておいてください．

患者： 一度つくったら一生使えるのですか？

歯科医師： いや，調整やつくり変えは必要です．ほかに質問はありますか？

患者： いいえ，ありません．

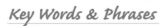

Key Words & Phrases

adjustment ［名］調整   **lifetime** ［名］一生

Listen

Are these words singular or plural? Circle S or P and then listen again and write the word down.

1. S／P _____   6. S／P _____

2. S／P _____   7. S／P _____

3. S／P _____   8. S／P _____

4. S／P _____   9. S／P _____

5. S／P _____   10. S／P _____

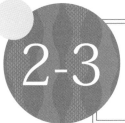

2-3 「歯ならびを治したい」
Getting orthodontics

　歯ならびを治すときには，矯正治療が必要になる．矯正治療は高額な金額と期間を要することが多いため，患者に対して十分な説明を行うことが求められる．

　ここでは，歯科矯正についての歯科医院での会話を通じ，治療の概要や関連する用語を理解しよう．

▶ 1 回目の診療　The first dental appointment

Dentist:　　Hello. What seems to be the trouble?

Patient:　　My son would like to get his teeth straightened. He has irregular teeth. His front teeth are uneven. I've heard, that his teeth will be extracted and that it takes a very long time to finish.

Dentist:　　Sometimes we have to pull out the teeth for the treatment. It takes five to six years usually inclusive of retention period. Retention period is important to prevent a relapse.

歯科医師:　こんにちは．今日はどうしましたか？

患者:　　　息子に矯正の治療をお願いしたいのですが……．歯ならびが悪く，上の前歯がでこぼこしているんです．矯正の治療は歯を抜かなければならないし，時間もかかると聞いていますが……．

歯科医師:　そうですね，歯を抜かなければならない場合もあります．期間は一般的にいって保定を含めて5〜6年かかります．保定はブラケットをとった後に歯が戻らないようにするために必要なんです．

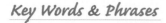

Key Words & Phrases

get one's teeth straightened 矯正治療を受ける　　**irregular**［形］不正の
pull out teeth 抜歯する　　**relapse**［名］後戻り，再発
diagnosis［名］診断

Patient:　　What kind of treatment will you do?

Dentist:　　Some X-rays and making impressions are necessary for making a
　　　　　　diagnosis. And I can show you the treatment plan on the second
　　　　　　appointment. So, could you come with me?

患者：　　　治療はどのように進むのですか？

歯科医師：　まず診察して，検査のためにエックス線写真を撮ったり，型を採った
　　　　　　りすることが必要です．その結果を次のときに説明します．こちらへ
　　　　　　どうぞ．

▶ 2回目の診療　The second dental appointment

Dentist:　Hello. I will talk about the diagnosis of the examination, and the treatment plan today.

Patient:　Yes, please.

Dentist:　There isn't enough space for all the teeth. It'll be necessary to extract the upper and lower first bicuspids. After that braces are put on the teeth.

Patient:　How long will it take to finish his treatment?

Dentist:　In his case, two or three years. After that he will need a retainer for maintenance for three or four years.

歯科医師:　こんにちは．今日はこの間の診査の診断結果と治療計画についてお話します．

患者:　お願いします．

歯科医師:　すべての歯に対して十分なスペースが足りませんね．なので，上下の第一小臼歯を抜く必要があります．それからブラケットを歯につけます．

患者:　治療終了までにどれくらいかかりますか？

歯科医師:　彼の場合2，3年でしょう．その後メインテナンスのために保持装置を3，4年つける必要があります．

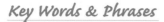

Key Words & Phrases

examination [名] 検査　　**extract** [動] 抜歯する
bicuspid [名] 小臼歯　　**brace** [名] ブラケット

Patient:	Do we have to come every week during the treatment period?
Dentist:	No. You should come once a month.
Patient:	That's OK. How much does it cost?
Dentist:	In his case, it will cost about 700,000 yen.

患者：	その間毎週来なければならないのですか？
歯科医師：	いいえ，通院は月に1回程度でいいですよ．
患者：	あ，そうですか．それなら通えます．お金はどれくらいかかるのですか？
歯科医師：	彼の場合はだいたい70万円くらいでしょう．

Dictation

Listen and write down these dental terms.

1. _____   6. _____

2. _____   7. _____

3. _____   8. _____

4. _____   9. _____

5. _____   10. _____

2-4 「歯を白くしたい」
Tooth whitening

　「明眸皓歯」のたとえのように，歯がきれいなことは美しいことである．そのため，最近では歯を白くしてほしいという要望が増えている．歯を白くするための方法には，漂白やラミネートベニアによる方法などがある．ここでは，審美歯科に関する歯科医院での会話を通じて，各方法の特徴や関連する用語を理解しよう．

Patient:　　I would love a bright, white smile. What procedures are available?

Dentist:　　There are a variety of products and procedures. They are in-office bleaching, at-home bleaching, whitening paste, porcelain laminate veneers and metal-ceramic or ceramic restorations.

Patient:　　Can you explain them briefly?

Dentist:　　All right. First, I will explain in-office bleaching. This procedure is called chairside bleaching and may require more than one office visit[*].

Patient:　　How long will it take for one visit?

Dentist:　　Each visit may take from thirty minutes to one hour[*].

Patient:　　What is the procedure for that?

患者：　　　笑ったとき，歯を白く見せたいのですが，どのような方法がありますか？

歯科医師：　製品や方法はたくさんあります．オフィスブリーチング，ホームブリーチング，ホワイトニング専用歯磨き剤，ポーセレンラミネートベニア，陶材焼付金属冠，オールセラミッククラウンなどです[1]．

患者：　　　それぞれについて，簡単に説明していただけますか？

歯科医師：　わかりました．では，まずオフィスブリーチングについて説明します．これは，チェアサイドブリーチングともよばれ，歯科医院で行うもので通常1回以上の来院を必要とします．

患者：　　　1回の治療はどのくらいの時間がかかりますか？

歯科医師：　1回の治療時間は30分から約1時間です．

患者：　　　治療はどのように行うのですか？

Key Words & Phrases

bright［形］輝く　　**procedure**［名］方法　　**product**［名］製品
laminate veneer［名］ラミネートベニア
metal-ceramics［名］陶材焼付金属冠
protect［動］保護する　　**gum**［名］歯肉
oral soft tissue［名］口腔軟組織　　**bleaching agent**［名］漂白剤
enhance［動］高める　　**dispense**［動］調剤する
purchase［動］購入する　　**over-the-counter drug**［名］市販薬

Dentist:　During chairside bleaching, I will apply either a protective gel to your gums or a rubber shield to protect the oral soft tissues[*]. Then a bleaching agent is applied to the teeth, and a special light may be used to enhance the action of the agent[*]. Lasers have been used during tooth whitening procedures to enhance the action of the whitening agent[*].

Next is at-home bleaching. Different from in-office bleaching, this is done by yourself. I will dispense you the whitening gel and a mouthguard. You can't purchase them over-the-counter.

歯科医師:　チェアサイドでの漂白に際しては，歯肉に防護用のジェルを塗布するか，もしくは口腔軟組織を保護する目的でゴムの防護膜を使います．その後，漂白剤を歯面に塗布し，薬剤の作用を強化するため特殊なライトを使用します．漂白効果を高めるための光源としてレーザーが使われることもあります．
次にホームブリーチングについてですが，これはオフィスブリーチングとは異なり，あなた自身が漂白を行います．このための漂白剤とマウスガードは歯科医師からのみ購入できます．市販はされていません．

Patient:　　　Are the bleaching solutions safe?

Dentist:　　　Yes. These products contain carbamide peroxides, which actually bleach the tooth enamel*. Peroxide-containing whiteners typically come in a gel and are placed in a mouthguard. For example, teeth can become sensitive during the period when you are using the bleaching solution*. In many cases, this sensitivity is temporary and should lessen once the treatment is finished*. Some people also experience soft tissue irritation either from a tray（mouthguard）that doesn't fit properly or from solution that may come in contact with the tissues*.

患者：　　　漂白剤は安全ですか？

歯科医師：　　大丈夫ですよ．漂白剤は過酸化尿素を含有していますが歯のエナメル質を漂白します．過酸化尿素含有の漂白剤は普通ジェル状になっていてマウスガード内にいれて使用します．たとえば，薬を使用している間に知覚過敏症状が出ることがありますが，多くの場合これは一過性で，治療が終了すると消失します．また，トレー（マウスガード）が不適合であったり軟組織に漂白剤が接触することで，軟組織が刺激を受けることもあります．

Key Words & Phrases

bleaching solution ［名］ 漂白剤
carbamide peroxide ［名］ 過酸化尿素　　**tooth enamel** ［名］ エナメル質
sensitive ［形］ 知覚過敏の　　**irritation** ［名］ 刺激　　**fit** ［動］ 適合する
precisely ［副］ 厳密に　　**usage regimens** ［名］ 使用法
intend ［動］ 意図する　　**obtain** ［動］ 手に入れる
toothpaste ［名］ 歯磨剤　　**stain** ［名］ 着色　　**abrasive** ［名］ 研磨材
alter ［動］ 変える　　**intrinsic** ［形］ 本来の

Patient: What are the usage regimens?

Dentist: Some products are used once a day for two weeks, and others are intended for overnight use for one to two weeks*. If you obtain the bleaching solution from me, I can make a custom-fitted mouth-guard for you that will fit your teeth precisely*.

You also may want to know about toothpastes. All toothpastes help remove surface stain through the action of mild abrasives*. Unlike bleaches, these products do not alter the intrinsic color of teeth.

Patient: Now I can understand the difference of each procedure. By the way, which one seems to be best for me?

Dentist: Well, your tooth discoloration seems to originate from tetracycline (Fig. 1). You can expect some effects from bleaching, however, laminate veneers (Fig. 2) are more effective. I won't recommend metal-ceramics or all-ceramics since they need a greater amount of tooth reduction compared to laminate veneers.

患者： どのように使うのですか？

歯科医師： 使用法はいろいろで，1日に1回，2週間使用するものもあれば，夜間一晩中1〜2週間装着するものもあります．私は，漂白剤と一緒に歯にぴったりと合うカスタムメイドのマウスガードを渡します．
次に歯磨剤についてもお知りになりたいと思います，すべての歯磨剤は，軽度の研磨効果によって表面の着色を落とすのに役立ちます．漂白とは違って，歯磨剤は歯本来の色は変化させません．

患者： それぞれの方法の違いはよくわかりました．ところで，私の場合はどの方法が最適なのでしょうか？

歯科医師： そうですね．あなたの歯の着色はテトラサイクリンに起因したもの (Fig. 1) と思われます．漂白でもある程度の効果は期待できますが，もっと効果的な方法としてラミネートベニア (Fig. 2) があります．陶材焼付金属冠やオールセラミッククラウンによる修復は歯を削る量が多くなるため，おすすめできません．

Key Words & Phrases

discoloration [名] 変色 　　**originate from〜** 〜に起因する
recommend [動] すすめる 　　**amount of〜** 〜の量
tooth reduction [名] 歯の形成 　　**compared to〜** 〜と比較して
treat [動] 治療する 　　**chip** [動] 欠ける 　　**wear** [動] 咬耗する
crooked [形] 曲がった 　　**consider** [動] 考える

Patient: 　　Could you explain them briefly?

Dentist: 　　Sure. Laminate veneers are thin custom-made shells designed to cover the front side of teeth*. Made of tooth-colored materials such as ceramics, veneers are used to treat spaces between teeth and teeth that are chipped or worn, permanently stained, poorly shaped or slightly crooked. Tooth reduction is minimum since the preparation is limited within enamel.

患者: 　　それらについて簡単に説明していただけますか？

歯科医師: 　　ラミネートベニアは歯の前面をカバーするために設計されたカスタムメイドの薄いシェルのことです．セラミックスなどの歯冠色の素材でつくられ，歯の隙間を埋めたり，欠けたり咬耗した歯やあなたのように生まれつき着色した歯，形の不良な歯や少し捻転した歯を治すために使われます．歯を削るのはエナメル質の範囲だけなので，削除量が最小限ですみます．

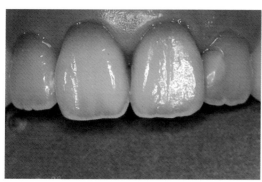

Fig. 1 **Tooth discoloration by tetracycline**
テトラサイクリン着色歯

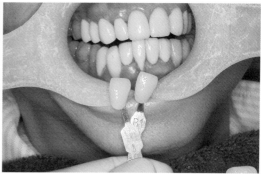

Fig. 2 **Porcelain laminate veneers（PLV）with a shade guide**
ポーセレンラミネートベニア（シェードガイドとともに）

Patient: May I try bleaching first because I don't want to have my teeth drilled?

Dentist: That sounds good. How about considering veneers if you are not satisfied with the results of bleaching. Veneers will have a better shade in combination with bleaching.

Patient: I'd like to start as soon as possible.

患者：　　　私は少しでも歯を削るのは嫌なので，まず漂白を試したいのですがどうでしょうか？

歯科医師：　それでよいと思いますよ．もし漂白の効果に満足できない場合は，ラミネートベニアを考えられてはいかがでしょうか？　それに，ラミネートベニアをする前に漂白を行っておくと，最終的な色調がより改善されるんですよ．

患者：　　　では，早速お願いします．

参考図書
1）佐藤尚弘，Richard Foxton 著：Dr 佐藤とリチャードの臨床で使える歯科英会話．クインテッセンス出版，東京，2010，54〜57.

Dictation

Listen and write down these dental terms.

1. _____   6. _____

2. _____   7. _____

3. _____   8. _____

4. _____   9. _____

5. _____   10. _____

（*のついている文は，http：www.ada.org/public/topics/whitening-faq.asp より）

2-5 「歯と歯の間に隙間ができた」
Spaces between upper front teeth

　歯周病は成人に高頻度にみられる疾患である．歯周病にかかると，審美的な問題が生じることもある．ここでは，歯周病についての歯科医院での会話を通じ，歯周病の概要や関連する用語，および歯科技工との関連を理解しよう．

▶ 1 回目の診療　The first dental appointment

Dentist:　　What brings you here today?

Patient:　　The spaces between my upper front teeth have been getting bigger. Certain foods get stuck between my teeth easily. And my front teeth seem longer than before.

Dentist:　　You might have periodontal disease.

Patient:　　How can we know if we have periodontal disease?

Dentist:　　You can get a diagnosis after having a periodontal disease test at a dental office.

Patient:　　What kinds of tests are needed?

Dentist:　　X-rays, measurements of probing depth between root surface and gum, and other examinations are available.

歯科医師：　今日はどうされましたか？

患者：　　　前歯に隙間ができてきて黒くなってきたのです．食べ物も挟まりやすくなってきたし，歯が長くなった気がします．

歯科医師：　歯周病かもしれません．

患者：　　　どうしたら自分が歯周病にかかっているかわかるのですか？

歯科医師：　歯科医院で検査をするとわかります．

患者：　　　どのような検査をするのですか？

歯科医師：　X 線写真で骨の状態をみたり，歯と歯茎の間，いわゆる歯周ポケットの深さを測ったりします．

▶ 検査後　After the examination

Patient:　　Have my teeth moved and made a space between them?

Dentist:　　I don't think so. The gum has been reduced, so the roots have been revealed. Tooth roots are thinner than tooth crown, so that you have a gap between your two front teeth. It is called open gingival embrasures.

Patient:　　Is age the cause of receding gums?

Dentist:　　It is not the only reason. Receding gums is caused by bone loss. Please take a look at this X-ray. It shows periodontal disease, accompanied with bone loss around the roots.

Patient:　　Periodontal disease? I don't have any symptoms. Why have I got this disease?

Dentist:　　It is due to bacteria. Dental plaque is a mass of bacteria. Bacteria in cervical plaque induces inflammation of the gum. Then periodontal pockets are formed, and that deepens the gingival sulcus. Inflammation causes bone loss. Not everyone has the symptoms.

患者：　　　歯が移動して隙間ができたのですか？

歯科医師：　いえいえ，歯ぐきが下がって根の方が細いから間があいてみえるのです．ブラックトライアングルとよばれます．

患者：　　　歯ぐきが下がるのは年齢のせいですか？

歯科医師：　それだけではありません．歯の根を支える骨が減ってきたからです．このX線写真をみてください．ここの歯の周囲の骨が減っていて，歯周病といえます．

患者：　　　歯周病ですか．自覚症状は全くないのですよ．どうして病気にかかったのですか？

歯科医師：　細菌によるものです．プラークは細菌のかたまりです．歯頸部のプラーク中の細菌が歯肉に炎症を起こします．すると歯肉溝が深くなり歯周ポケットとなります．炎症により骨も吸収します．すべての患者さんに症状がでるわけではありません．

Key Words & Phrases

periodontal disease [名] 歯周病
gum [名] 歯肉
embrasure [名] 歯間鼓形空隙　　**plaque** [名] プラーク

Patient:	What will happen if I don't have any treatment?
Dentist:	There will be a bad smell, bleeding from gums, tooth movement, and it is a possible some teeth might come out.
Patient:	That is very scary. What should I do if I have periodontal disease?
Dentist:	Plaque control is the most important treatment. Treatment in a dental office is also needed. In some cases, surgery is required.
Patient:	Dr. Mac, I would like to receive treatment right away.
Dentist:	OK. Let's begin with plaque control instructions.

患者：	治療しないとどうなりますか？
歯科医師：	臭い，歯茎からの出血，歯が揺れる，歯が抜けてしまうといった症状が現れることもありますよ．
患者：	それは怖いです．歯周病にはどうしたらよいのですか？
歯科医師：	プラークコントロールが最も重要で，歯科医院での治療も必要です．場合によっては手術が必要になることもあります．
患者：	マック先生，早速治療を始めてください．
歯科医師：	ではプラークコントロール指導から始めましょう．

3

2カ国語
技工図鑑

3-1 歯の名前，歯の構造，歯式
Teeth names, structure, and notation

歯の名前（一般用語：lay term）

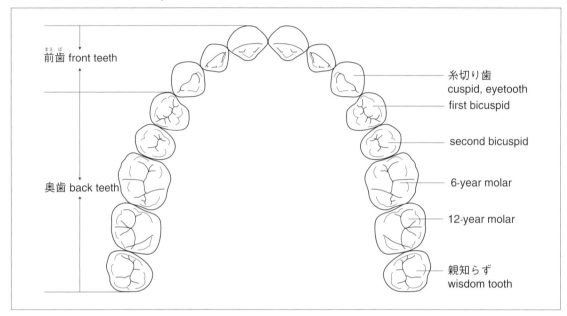

前歯 front teeth

奥歯 back teeth

糸切り歯 cuspid, eyetooth
first bicuspid
second bicuspid
6-year molar
12-year molar
親知らず wisdom tooth

歯の名前（専門用語：technical term）

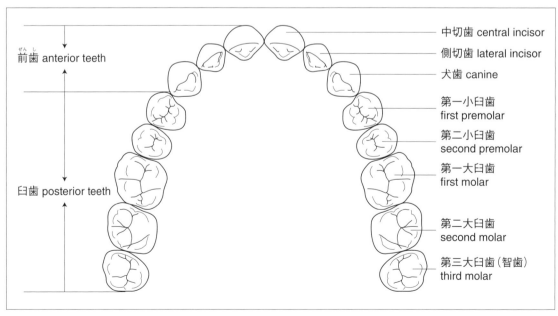

前歯 anterior teeth

臼歯 posterior teeth

中切歯 central incisor
側切歯 lateral incisor
犬歯 canine
第一小臼歯 first premolar
第二小臼歯 second premolar
第一大臼歯 first molar
第二大臼歯 second molar
第三大臼歯（智歯） third molar

歯の構造

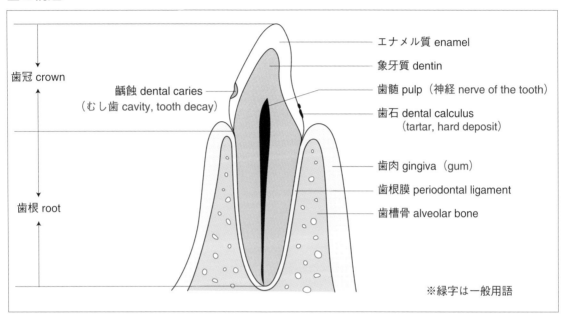

エナメル質 enamel

象牙質 dentin

歯髄 pulp（神経 nerve of the tooth）

齲蝕 dental caries
（むし歯 cavity, tooth decay）

歯石 dental calculus
（tartar, hard deposit）

歯肉 gingiva （gum）

歯根膜 periodontal ligament

歯槽骨 alveolar bone

歯冠 crown

歯根 root

※緑字は一般用語

下顎第一大臼歯咬合面観

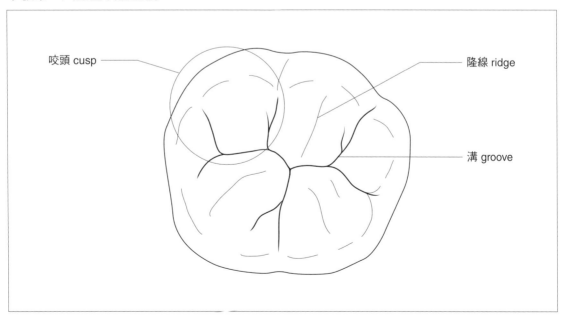

咬頭 cusp

隆線 ridge

溝 groove

歯式—永久歯：permanent tooth（adult tooth）

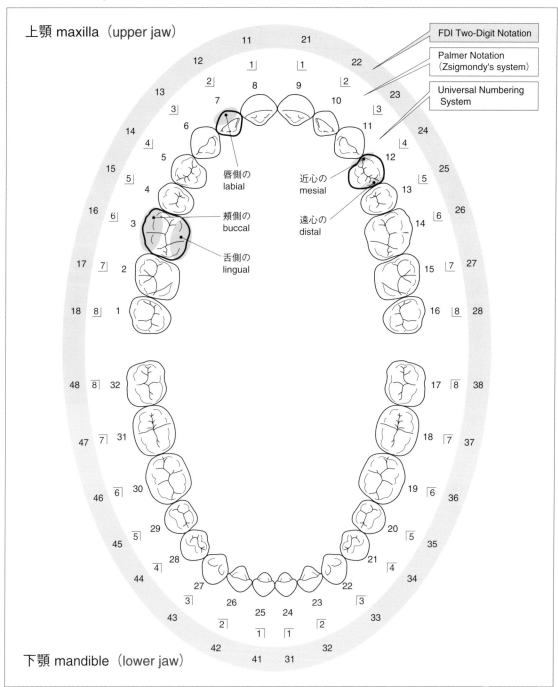

歯式—乳歯：deciduous tooth（baby tooth, milk tooth）

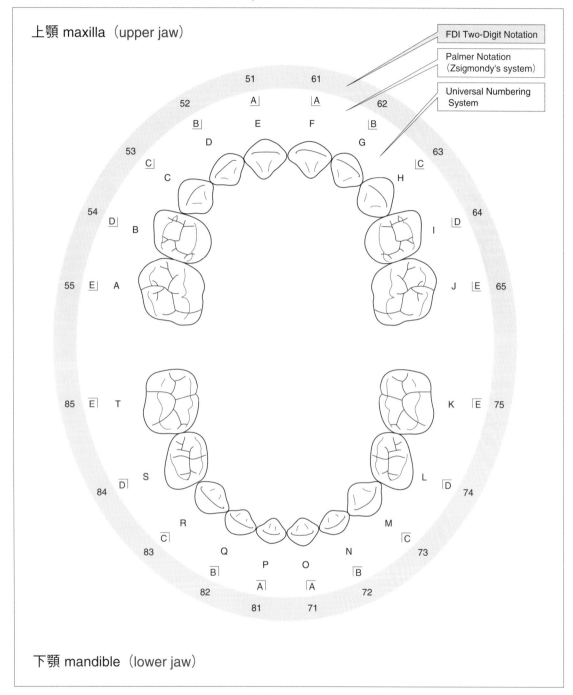

上顎 maxilla（upper jaw）

FDI Two-Digit Notation

Palmer Notation
（Zsigmondy's system）

Universal Numbering
System

下顎 mandible（lower jaw）

3-2 クラウンの製作（間接法）
Fabrication of metal restoration

支台歯形成
Tooth preparation（reduction）

①支台歯の形成：生活歯の場合は麻酔をして削る.
②クラウンの種類によってフィニッシュラインの
　形態を選択する（Fig. 1）.

①Tooth preparation：Vital teeth are reduced
　under local anesthesia.
②The type of finish line is determined by the
　type of the restoration（Fig. 1）.

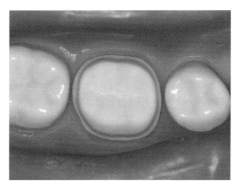

Fig. 1　**全周にわたってシャンファーで形成
された全部金属冠のための支台歯**
**Abutment with a chamfer finish
line for a full metal restoration**

印象採得　Impression making

①研究用模型上で個人トレーを製作する（Fig. 2）.
②個人トレーを口腔内に試適する.
③さまざまな印象材が使用される. なかでも，シ
　リコーンゴム印象材が広く用いられている.
④個人トレーに印象材を盛る.
⑤トレーを口腔内に挿入する（Fig. 3）.

①A custom tray is made on the diagnostic cast
　（Fig. 2）.
②The custom tray is tried in the oral cavity.
③Different impression materials are used for
　impression making, especially silicone elasto-
　meric impression material.
④Impression material is poured into the custom
　tray.
⑤The tray is inserted into the oral cavity（Fig.
　3）.

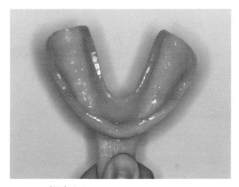

Fig. 2　**個人トレー　Custom tray**

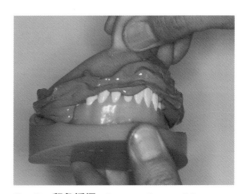

Fig. 3　**印象採得　Impression making**

作業用模型の製作　Definitive cast

①石膏の粉と水を計量してメーカー指示の粉液比
　にする.
②スパチュラを用いて練和する.
③印象に石膏の練和泥を注入する（Fig. 4）.
④ダウエルピンを植立する.
⑤作業用模型をトリミングする（Fig. 5）.

①Die-stone powder is weighed on a scale and
　water is measured to the manufacturer's rec-
　ommended water/powder ratio.
②Mixing is done with a spatula.
③The mixture is poured into the impression
　(Fig. 4).
④Dowel pins are placed in the cast.
⑤The cast is trimmed（Fig. 5）.

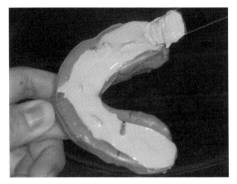

Fig. 4　**石膏の注入**　Pour the impression

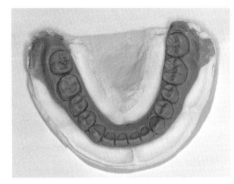

Fig. 5　**トリミングされた作業用模型**
Trimmed definitive cast

模型分割　Die separation

①石膏が硬化したらノコギリで分割する(Fig. 6).

①The dies are separated by cutting with a saw
　(Fig. 6).

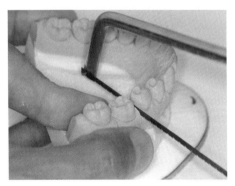

Fig. 6　**作業用模型の分割**　Die separation

咬合器装着　Mounting

①咬合器にはさまざまな種類がある.

②フェイスボウによる記録を用いて作業用模型を
　咬合器に装着する（Fig. 7）.

①Different types of articulator are used.

②Definitive casts are mounted on an articulator
　with face-bow recording（Fig. 7）.

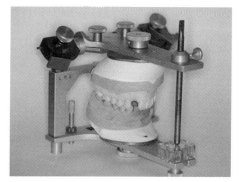

Fig. 7　**作業用模型の咬合器装着**
Mounting casts

ワックスパターン形成
Waxing up（Waxing）

①鋳造方法としてロストワックス法がしばしば用
　いられる.

②この方法ではワックスを溶かして除去し，ワッ
　クスパターンがあったところに熱した金属を入
　れる.

③ワックスパターンは彫刻刀で製作する.

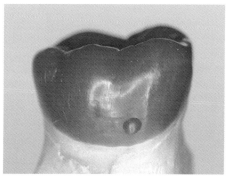

Fig. 8　**完成したワックスパターン**
Finished wax-pattern

①Lost-wax technique is often used as casting
　restorations.

②During this process the wax-pattern is elimi-
　nated and heated metal is placed where the
　wax once was.

③The wax-pattern is carved by instruments.

埋没　Investing

①ワックスパターンにスプルー線を植立する.
②スプルー線を植立したワックスパターンを円錐
　台上に立てる（Fig. 9）.
③焼却中の埋没材の膨張を緩衝するために，鋳造
　リングにリングライナーを巻く．鋳造収縮を補
　償するために膨張は必要である.
④鋳造リングを円錐台にかぶせる（Fig. 10）.
⑤埋没材を流して鋳造リングを満たす（Fig. 11）.

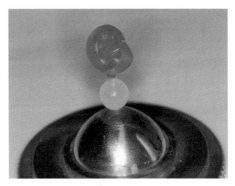

Fig. 9　**ワックスパターンと湯溜り**
Wax pattern and reservoir

①A sprue is attached to the wax pattern.
②The sprued patterns are mounted on the cru-
　cible former（Fig. 9）.
③Casting rings are lined with a ring liner to
　cushion the investment expansion during
　burnout. Expansion of investment is neces-
　sary to offset casting shrinkage.
④The ring is placed on the crucible former（Fig.
　10）.
⑤The investment is allowed to run into the ring
　until it is full（Fig. 11）.

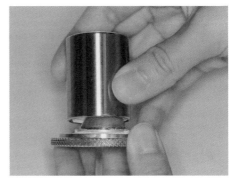

Fig. 10　**鋳造リングをかぶせる**
The ring is placed on the crucible
former.

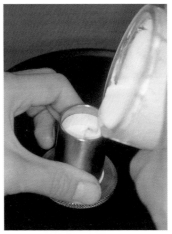

Fig. 11　**埋没材の注入**
Pouring investment
material

鋳造　Casting

①鋳造リングを焼却炉に入れてワックスを焼却する.

②鋳造の前に，型は金属の鋳造収縮の分だけ膨張していなければならない.

③鋳造用金属をるつぼに置き融解する(Fig. 12).

④鋳造後の熱いリングは水中で急冷する.

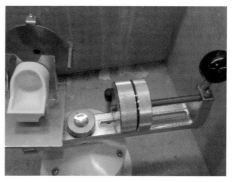

Fig. 12　**遠心鋳造機**
Centrifugal casting machine

①The ring is placed in the furnace to burn out the wax.

②Before the metal is cast, the mold must be enlarged by an amount equal to the casting shrinkage of the alloy.

③Casting alloy is placed into the crucible and melted（Fig. 12）.

④After casting, the hot ring is quenched in water.

研磨　Polishing

①スプルー線を除去する.

②研削や研磨には多種の器具が用いられる．ハンドピース，マイクロモーター，ディスク，バー類，カーボランダムポイント，シリコーンポイント，バフなど（Fig. 13）.

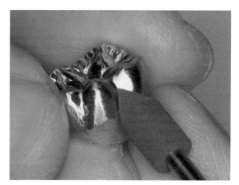

Fig. 13　**シリコーンポイントによる研磨**
Polishing with a silicone point

①Sprue is cut away.

②For grinding or polishing many kinds of equipment can be used. handpiece, micromotor, discs, burs, carborundum stones, silicone points, and buffs（Fig. 13）.

試適　Try-in

①完成したクラウン（Fig. 14）を次のアポイント
　時に試適する.
②高さや隣在歯をチェックして調整する.
③クラウンを合着用セメントで装着する.

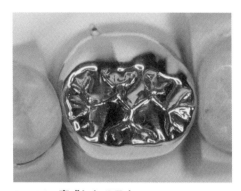

Fig. 14　**完成したクラウン**
Finished restoration

①The finished restoration（Fig. 14）is tried by
　the next appointment.
②Height or contact are checked and adjusted.
③The restoration is seated with luting agent.

3-3 陶材焼付金属冠の製作
Fabrication of metal-ceramic restoration

色調選択　Tooth color selection (Shade selection)

①いわゆる色合わせ（色見）：光源は自然光が望ましい.

②色調の選択：使用するシェードガイドは，ビタのシェードガイドが最も一般的である（Fig. 1）.

③色の3要素：シェードガイドは，まず近似した色相（**Hue**）を選択し，続いて明度（**Value**），彩度（**Chroma**）の順に決定. ビタのシェードガイドでは，**A**，**B**，**C**，**D** でそれぞれ異なった色相を表す. また，**A1〜4** のシェードでは，順に異なった彩度を示す.

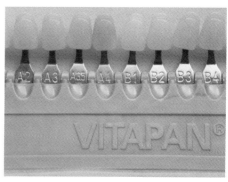

Fig. 1　**ビタシェードガイド**
Vita Lumin Vacuum Shade Guide

①Shade matching (shade taking)：As a light, natural light is preferable.

②Tooth color (shade) selection：As a custom shade guide, the Vita Lumin Vacuum Shade Guide is most popular (Fig. 1).

③Three attributes of color：Hue, Value, Chroma. For example with the Vita Lumin Shade Guide, the A, B, C and D shades are different hues. A1, A2, A3, A3.5 and A4 shade have a different chroma.

(現在では色調を数値化するために，CIE-L*a*b* color system［国際照明委員会，Commission Internationale de l'Eclairage］を使用するのが最も一般的)

ワックスパターン形成（ワックスアップ）
Waxing up（Waxing）

①作業用模型の製作後，歯冠形態のワックスアッ
　プを行う（解剖学的な形態の回復，Fig. 2, 3）.
②カットバック（窓開け）：陶材を焼き付ける部分
　のワックスを削除する．陶材の厚みは 0.7〜1.0
　mm 必要．一方，金属は最低 0.3 mm 必要（Fig.
　4）.
③隣接面接触点は陶材で回復する.
④金属と陶材の境界部は，咬合接触部位を避けて
　設定する.

①Full contour waxing up after making a defini-
　tive cast（anatomical tooth form, Fig. 2, 3）
②Cut-back：The wax is cut-back for porcelain
　buid-up. Porcelain needs 0.7〜1.0 mm thick-
　ness, whereas metal thickness should not be
　less than 0.3 mm（Fig. 4）.
③Proximal contact point should be restored
　with porcelain.
④The porcelain-metal interface should be
　located avoiding occlusal contact points.

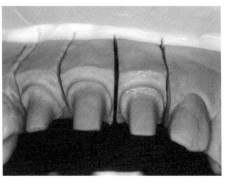

Fig. 2　**作業用模型　Definitive cast**

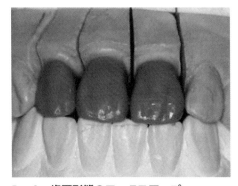

Fig. 3　**歯冠形態のワックスアップ**
Full contour waxing up

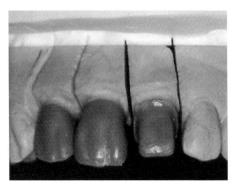

Fig. 4　**窓開け（1 のみ）**
Cut-back（left central incisor only）

スプルー線の植立，埋没，鋳造，割り出し
Spruing, Investing, Casting, Investment removal

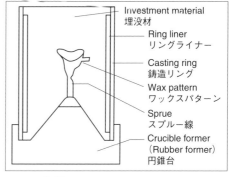

Investment material
埋没材
Ring liner
リングライナー
Casting ring
鋳造リング
Wax pattern
ワックスパターン
Sprue
スプルー線
Crucible former
(Rubber former)
円錐台

Fig. 5　**埋没　Investing**

①スプルー線の植立（Fig. 5）
②埋没：(高温鋳造用の) リン酸塩系埋没材を使用（Fig. 5）
③鋳造：温度自動制御電気融解型の鋳造機を使用
④鋳造後，埋没材の除去

①Spruing（Fig. 5）
②Investing with phosphate bonded investment material（Fig. 5）
③Casting with a thermostatically controlled electronic casting machine
④Removal of the investment material after casting

陶材焼付金属冠の英語表現

「メタルボンド metal-bond」（通称「メタボン」）は和製英語であり，英語的に正しい表現法ではない．英語表記が必要な場合には，下記のいずれかの表現法を用いる．ここで，"fuse, bond" はいずれも「溶着する」という意味で用いられている[1].

metal-ceramic restoration
porcelain-fused-to-metal（PFM）restoration
porcelain-bonded-to-metal restoration
porcelain-fused-to-gold（PFG）restoration
ceramometal restoration

メタル調整　Metal preparation

使用する金属：貴金属，セミプレシャス，非貴金
属（卑金属）．金属の表面処理の方法は，各金属
メーカー指定の方法に準じることが大事．
①鋳造後，酸化膜の除去
②金属の仕上げ：前装部はカーバイドバーもしく
　はカーボランダムポイントで仕上げる（Fig. 6,
　7）．
③前装部分のアルミナブラスト処理（Fig. 8）
④クリーニング
⑤酸化膜の形成：この熱処理は〝ディギャッシン
　グ〟ともよばれている．

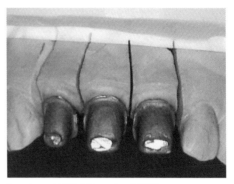

Fig. 6　メタルフレーム（唇側）
Metal framework（labial view）

Either high noble, noble, or base metal is used
for casting. It is important to follow the manu-
facturer's instructions.

①Removing metal oxide after casting
②Metal finishing：Veneering surface is dressed
　with carbide bur or ceramic-bound stone（Fig.
　6, 7）.
③Air-borne particle abrasion with alumina of
　the veneering area（Fig. 8）
④Cleaning
⑤Oxidizing：This heat process is also called
　"degassing".

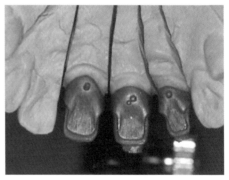

Fig. 7　メタルフレーム（舌側）
Metal framework（lingual view）

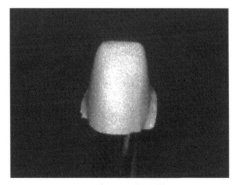

Fig. 8　アルミナブラスト処理後
After air-borne particle abrasion

ポーセレンワークの手順　Step-by-step procedures for porcelain work

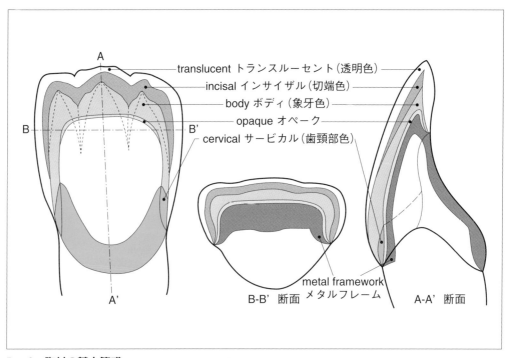

translucent トランスルーセント（透明色）
incisal インサイザル（切端色）
body ボディ（象牙色）
opaque オペーク
cervical サービカル（歯頸部色）
metal framework メタルフレーム
B-B' 断面
A-A' 断面

Fig. 9　**陶材の基本築盛　Basic porcelain build-up**
（『松風メタルボンドポーセレンシステム　ヴィンテージ＆ユニボンドテクニカルマニュアル』を改変）

①異なった種類の陶材を層状に築盛して，天然歯
　の色調を再現する（Fig. 9）.
②オペーク陶材の築盛・焼成：振動を与えること
　により，オペークは拡散し，均一な薄膜状とな
　る（Fig. 10）.
③カラーレス（ポーセレンマージン）：メタルカ
　ラーによる歯肉の変色（グレーライン）を防止
　する目的で，審美性を重視する前歯部では，唇
　側ショルダー部にメタルカラーを除去したポー
　セレンマージンがよく用いられる（Fig. 11）.
④不透明デンティン色陶材による象牙質指状構造
　の付与（Fig. 12）

①Different types of porcelain are layered to
reproduce the natural tooth color（Fig. 9）.
②Opaque porcelain：Vibration is used to aid
spreading of the opaque into an even thin
film（Fig. 10）.
③Collarless（Porcelain labial margin）：A porce-
lain labial margin is often used on anterior
metal-ceramic restorations to avoid the gray
line（Fig. 11）.
④Development of finger-like structure with
opacified dentin（Fig. 12）

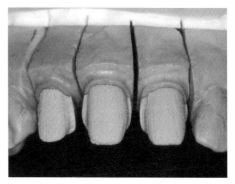

Fig. 10　**オペーク陶材焼成後**
After opaque porcelain firing

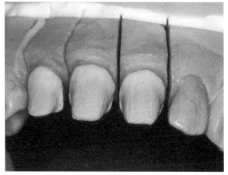

Fig. 11　**カラーレス（ポーセレンマージン）**
Collarless（Porcelain labial mar-gin）

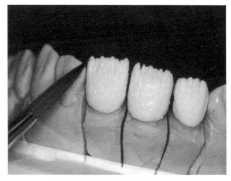

Fig. 12　**象牙質指状構造の付与**
Development of finger-like struc-ture

⑤ボディ・インサイザル陶材の築盛：陶材は焼成時に陶材粒子が溶着して収縮（体積比約 **20%**）するため，これを見越して多少大きめに築盛する必要がある（Fig. 13）.

⑥シリコーンコアの使用：陶材築盛時に歯冠形態回復時に採得したシリコーンコアを利用すると，切縁の位置が決めやすくなる（Fig. 13）.

⑦コンデンス：陶材の密度を高めるために，振動を与えてコンデンスを行う.

⑧陶材の焼成：複数回の焼成は避けるべきである．焼成には真空陶材焼成炉を使用する（Fig. 14）．臼歯部では，素焼後（Fig. 15）に咬合調整を行い，最終的にグレージングして完成となる.

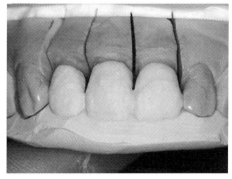

Fig. 13　ボディ・インサイザル色陶材の築盛（舌面コアを使用）Body and incisal porcelain build-up（with lingual silicone index）

⑤Body and incisal porcelain build-up：It is necessary to slightly overbuild the porcelain to compensate for the firing shrinkage（around 20% of the volume）that results when particles fuse（Fig. 13）.

⑥Silicone index：The incisal silicone index made from the anatomic contour wax patterns is helpful to establish the incisal edge position（Fig. 13）.

⑦Condensation：Vibration and condensation are done to pack the porcelain densely.

⑧Firing：Multiple firing should be avoided. Vacuum porcelain furnace is used（Fig. 14）. After bisque bake (Fig. 15), for molar restorations, occlusal adjustment is done first, then glazing is carried out.

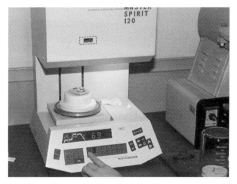

Fig. 14　真空陶材焼成炉
Vacuum porcelain furnace

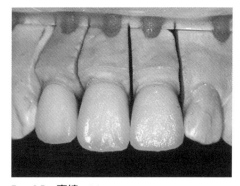

Fig. 15　素焼　**Bisque bake**

⑨形態修正と表面形状の付与：形態修正後に，表面形状を付与する（Fig. 16）．

⑩ステイン塗布：必要に応じて内部あるいは外部ステインを行う．

⑪つや出し焼成：（つや出し材を使わない）セルフグレージングが望ましい（Fig. 17）．

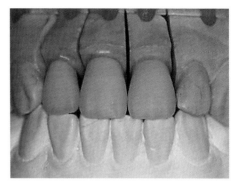

Fig. 16　**形態修正後**
Contouring and surface details

⑨Contouring and surface details：After contouring, surface details are given（Fig. 16）.

⑩Surface staining：Internal and external staining is applied if necessary.

⑪Glazing：Self glazing is preferable（Fig. 17）.

参考図書
1) 佐藤尚弘，Richard Foxton 著：Dr 佐藤とリチャードの歯科英語講座．クインテッセンス出版，東京，2005，40,162．

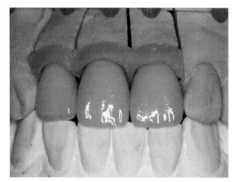

Fig. 17　**つや出し焼成後　After self glazing**

陶材の築盛道具　Armamentarium for porcelain application

ポーセレンワークでは以下に列挙するような特殊な道具を使用する．それぞれの英語名をぜひ覚えておこう．

①モデリングリキッド　Porcelain modeling liquid

②ガラス（練）板　Glass slab or palette

③ティッシュ，四つ折りガーゼ　Tissues or gauze squares

④蒸留水　Distilled water

⑤ガラス・スパチュラ　Glass spatula

⑥ギザギザのついた道具　Serrated instrument

⑦陶材冠ばさみ，あるいは止血鉗子　Porcelain tweezers or hemostat

⑧セラミスト用のテンの筆と拭い取り筆　Ceramist's sable brush（Fig. 12）and wiping brush

⑨真空陶材焼成炉　Vacuum porcelain furnace（Fig. 14）

3-4 義歯の製作
Complete and partial dentures construction

▶ 全部床義歯の製作　Complete denture construction

印象採得　Impression making

①個人トレーを製作する（Fig. 1）.
②印象採得を行う.

①Fabrication of a custom tray（Fig. 1）
②Impression is made.

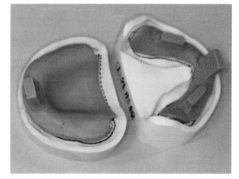

Fig. 1　**上下顎無歯顎用の個人トレー**
トレーの柄は，負荷を受けるのに十分な長さとする.
Custom tray for the maxillary and mandibular edentulous patient
The handle is long enough to transfer necessary pressure loading.

基礎床と咬合堤の製作
Fabrication of base plate and occlusal rim

①印象に石膏を注入して製作した作業用模型上で基礎床と咬合堤を製作. これにより咬合採得を行う（Fig. 2）.

①A base plate and an occlusal rim are fabricated based on a definitive cast in which dental stone is poured into an impression. This unit will be used for maxillomandibular registration（Fig. 2）.

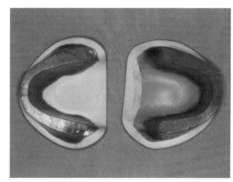

Fig. 2　**咬合床の製作**
Occlusal rim with base plate is made for maxillomandibular registration.

人工歯排列
Artificial teeth arrangement for complete denture

①最終模型を咬合器に装着した後に人工歯を排
　列する（Fig. 3, 4）.

①After the definitive casts are mounted on an
　articulator, artificial teeth are arranged
　（Fig. 3, 4）.

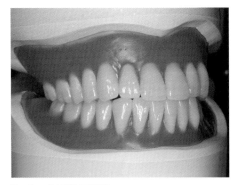

Fig. 3 **人工歯の排列**
Artificial teeth arrangement

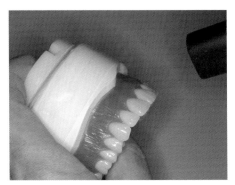

Fig. 4 **歯肉形成の完成**
Waxing up is finished.

フラスク埋没
Flasking of wax complete denture

①フラスク下部にろう義歯を埋没する（Fig. 5）.

②フラスク上部を埋没する. 硬化後に加熱し, 温湯で流ろうする（Fig. 6）.

③レジン分離剤の塗布：レジンの分離を助けるために, 人工歯部を除いてレジン分離剤を塗布する（Fig. 7）.

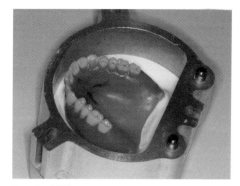

Fig. 5　**埋没　Flasking**

①Wax dentures are first invested in the lower part of flask（Fig. 5）.

②After the upper flask is invested and stone hardened, the flasks are warmed to soften and to remove the wax（Fig. 6）.

③Resin separating medium application for stone surface：To facilitate separation, the separating medium is coated with a brush, while avoiding the denture teeth（Fig. 7）.

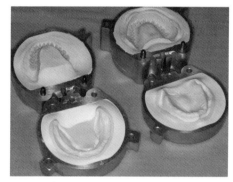

Fig. 6　**流ろう　Wax elimination**

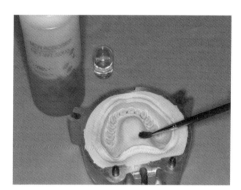

Fig. 7　**レジン分離剤の塗布**
Resin separating medium application

レジン填入　Resin packing

①義歯床用レジンの粉液を混和し，硬化のタイ
　ミングを待って填入する（Fig. 8）.
②手指を使って必要な部分に圧入する（Fig. 9）.
③フラスクにレジンを填入した後に，プレス器
　でさらに厳密な圧入を行う（Fig. 10）.

①The acrylic resin polymer powder and mono-
mer liquid are mixed. The mixed dough is
waiting for packing into the investment
mold（Fig. 8）.
②The mold is packed when the material is in
dough condition. Care should be taken to
pack the resin with your fingers（Fig. 9）.
③After packed in the mold, more precise
pressure is given through the press machine
（Fig. 10）.

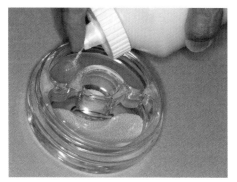

Fig. 8　**餅状レジンの準備**
Preparation of resin dough

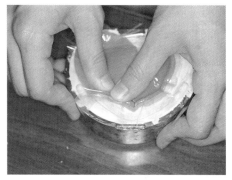

Fig. 9　**レジン填入**
餅状レジンを手指で圧入する.
Resin packing
Resin dough is packed with fingers.

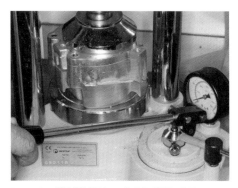

Fig. 10　**機械的圧力でさらに圧入する**
**The press machine helps precise
packing.**

フラスク割り出し
Deflasking after resin heat polymerization

①石膏プライヤーを用いて丁寧に割り出す．レジン硬化後の義歯破折に注意する（Fig. 11）.

①Plaster pliers should be used to carefully devest a denture. Otherwise, after resin processing, a hardened resin denture can be easily fractured （Fig. 11）.

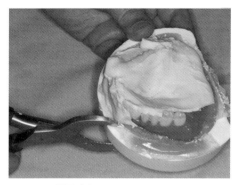

Fig. 11 **割り出し Deflasking**

研磨 Polishing

①石膏除去・トリミング：バーや研磨器具を用いて石膏の除去を行う （Fig. 12）.
②レジン研磨：つや出し材とバフを用いて，レーズでレジン床の研磨を行う （Fig. 13）.

①Plaster cutting and trimming：Cutting burs and polishers are used to remove any plaster debris （Fig. 12）.
②Resin plate polishing：Resin plate polishing is done with polishing pumice on a buff assembled with the motor lathe （Fig. 13）.

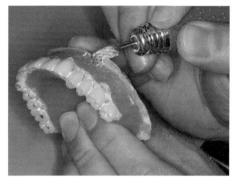

Fig. 12 **石膏除去，トリミング**
Plaster cutting and trimming

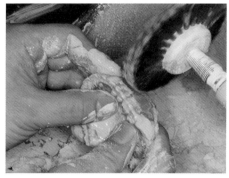

Fig. 13 **レジン床研磨**
Resin plate polishing

咬合調整
Occlusal adjustment after devesting of complete denture

①咬合器に義歯を戻し咬合調整を行う(Fig. 14).

①Dentures are remounted on an articulator for occlusal adjustment（Fig. 14）.

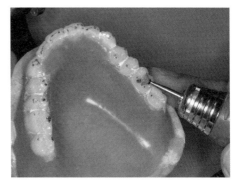

Fig. 14　咬合調整　**Occlusal adjustment**

つや出し研磨，完成
High glossy polishing, A finished complete denture

①バフを用いてレーズでつや出し研磨を行う
　（Flg. 15）.
②完成（Fig. 16）

①High finishing in smooth and glossy surface can be done with a wheel buff on the motor lathe（Fig. 15）.
②Finished complete dentures（Fig. 16）

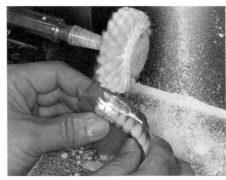

Fig. 15　**つや出し研磨　High glossy polishing**

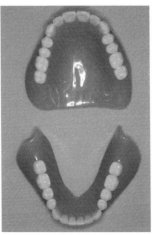

Fig. 16　**レジン全部床義歯の一例**
材料のアクリルレジンは義歯を軽量にできる.
Resin-based complete dentures
Acrylic resin material is lightweight.

▶ 部分床義歯の製作　Partial denture construction

※**基本的には全部床義歯の製作に準じる．以下，異なる部分のみ．**

　Basically follow the procedures of complete denture construction. In particular, referr to the partial denture construction as follows.

印象採得　Impression making

①個人トレーを製作する（Fig. 17）．
②印象採得を行う（Fig. 18）．

①Fabrication of a custom tray for removable partial denture（Fig. 17）
②Impression making for removable partial denture（Fig. 18）

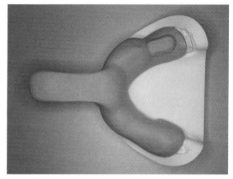

Fig. 17　**部分欠損用の個人トレー**
トレーの柄は操作を容易にし，後方のレストは均等に負荷を支える．
Custom tray for the partially edentulous patient
The handle helps positioning and the posterior rests receive even pressure loading.

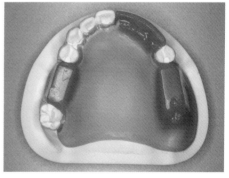

Fig. 18　**部分床義歯製作のための作業用模型と咬合床**
Definitive cast for partial denture construction and base plate with occlusal rim

咬合床の製作
Base plate and occlusal rim for removable partial denture

①残存歯をよけて製作した咬合床により咬合採得を行う（Fig. 19）.

②支台装置の製作と咬合採得：金属の支台装置を完成させ，支台装置を安定させてから咬合採得を行う（Fig. 20～26）.

①The base plate and occlusal rim is fabricated to avoid the remaining teeth. Then, this will be used for maxillomandibular registration（Fig. 19）.

②Retention elements and maxillomandibular registration for removable partial denture：Metallic retention elements are already finished. Maxillomandibular registration is recorded with the retention elements that are already stabilized（Fig. 20～26）.

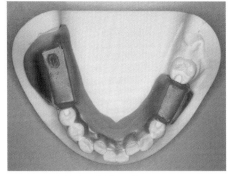

Fig. 19　**咬合床の製作：残存歯をよける**
The base plate and occlusal rim is fabricated to avoid the remaining teeth.

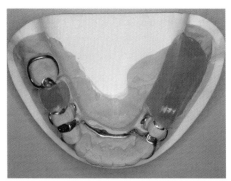

Fig. 20　**支台装置の製作と咬合採得**
Retention elements and maxillomandibular registration for removable partial denture

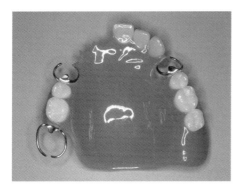

Fig. 21 **線鉤**
クラスプの屈曲は支台歯との適合に配慮する.
Wrought wire clasp as denture retention element
Wire clasp bending should fit well on the abutment tooth form.

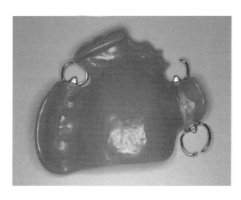

Fig. 22 **線鉤**
典型的なレジン床と線鉤のケース.
Wrought wire clasp as denture retention element
Typical case of a resin denture with wire clasp.

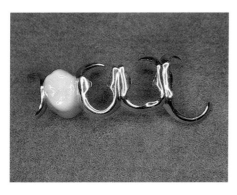

Fig. 23 **鋳造鉤 (連続鉤)**
欠損歯数が少なく十分な残存歯があるときの連続鉤
Continuous cast clasp as denture retention element
Continuous clasp retention with less missing teeth and sufficient abutment teeth

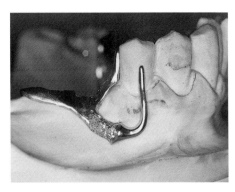

Fig. 24　**I バークラスプ**
I字形のクラスプアームと拮抗するガイドプレーン，近心レストを形成して維持を求める構造.
I-bar clasp as retention element
Retention is given through designing I-form clasp arm that reciprocates the guiding plane and the mesial rest.

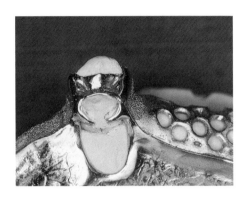

Fig. 25　**咬合面レスト**
少数残存の孤立歯に維持を求める鋳造床の設計.
Occlusal rest as retention element
Cast partial plate is designed to retain with an isolated remaining teeth.

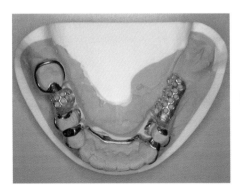

Fig. 26　**鋳造床と鋳造鉤のコンビネーション**
鋳造床と鋳造鉤のコンビネーションにより効果的な支持と維持を求める.
Combined retention with cast plate and clasps
Effective support and retention are provided by combining the cast plate and clasps.

人工歯排列
Denture teeth arrangement

①残存歯との位置関係，寸法，形態に注意しながら人工歯排列を行う（Fig. 27）.

①The arrangement is carefully done by considering positions, sizes and forms of the remaining teeth（Fig. 27）.

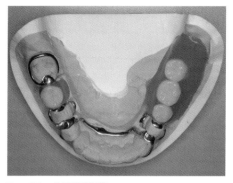

Fig. 27　**人工歯排列**
Denture teeth arrangement

支台装置とレジン部の研磨
Polishing of retentive elements and resin plate

①シリコーンホイール，ポイントなどで支台装置の細かい部分を研磨する（Fig. 28）.

①Metallic retentive portion is polished precisely with silicone wheels and points（Fig. 28）.

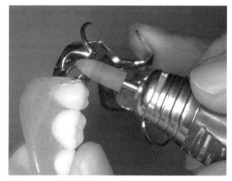

Fig. 28　**支台装置の研磨**
Polishing of retentive elements

完成
A finished removable partial denture

①完成（Fig. 29）.

①A finished removable partial denture（Fig, 29）

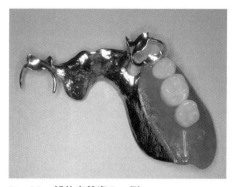

Fig. 29　**部分床義歯の一例**
下顎臼歯部欠損を隣接する残存歯に維持を求めた設計．鋳造鉤を支台装置とする.
A removable partial denture
The denture design includes retentive cast clasp arms on the neighboring teeth to restore the missing posterior teeth.

鋳造床義歯の製作　Metal cast plate denture construction

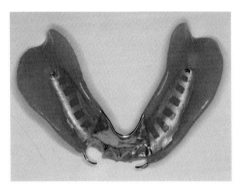

Fig. 30　**鋳造床義歯の一例**
上顎部分欠損のケースで，広い義歯床部を有し残
存歯から支持と維持を得る
**Metallic framework of removable partial
denture**
This is a mandibular partial denture case. Support
and retention are provided with the extended den-
ture base and the remaining teeth.

3-5 歯科技工指示書
Dental lab order forms

米国の歯科技工指示書　Dental lab order form sample from U.S.A.

❶ *design*

NEW YORK

11 NEWBURY STREET NY 02116

PHONE 123-456-7890　FAX 123-456-7891

WORK AUTHORIZATION

DR. _____ DATE _____

ADDRESS _____

CITY _____ STATE _____ ❷ ZIP _____

PHONE _____ FAX _____

PATIENT NAME

SEX: M / F　　AGE: _____

❸

1　2　3　4　5　6　7　8　　9 10 11 12 13 14 15 16

32 31 30 29 28 27 26 25　24 23 22 21 20 19 18 17

CHARACTERIZATION

Occlusal Stain	Texture	Gloss
○ None	○ Smooth	○ Low
○ Light	○ Medium	○ High
○ Medium	○ Heavy	
○ Dark		

DUE DATE IN OFFICE _____

❹ FOR LAB USE ONLY

PAN#:	DATE & TIME RECEIVED

COLLAR DESIGN

○ Slight Gold

○ No Gold Showing _____

○ Butt Margin _____

OCCLUSAL DESIGN

○ All Metal _____

○ Functional Cusps Metal _____

○ All Porcelain _____

INTERPROXIMAL CONTACT DESIGN

○ Fine Point　　○ Flat　　○ Heavy Contacts

PONTIC DESIGN

❺ PLEASE SEND THE FOLLOWING

○ Rx Forms　　○ Bags　　○ Other _____

❻ SPECIAL ENCLOSURES

○ Post　○ Shade Tab　○ Photo(s)　○ Other _____

❼ ○ Please evaluate preps and impressions

❽ ○ CALL ME - I would like to speak with _____

❾ ○ Signature _____ Lic. # _____

❿ A 2% finance charge will be applied to ALL PAST DUE BALANCES.

⓫ Please retain Pink copy for your records.

⓬ DESIGN

固定性補綴装置の標準的な歯科技工指示書

❶ラボ会社ロゴの欄：受注ラボの住所，電話番号など.

❷ZIP は米国の郵便番号 Zip code のこと.

❸歯式の欄：Universal Numbering system（通称 Navy）を用い，カナダ，ヨーロッパと異なる.

❹ラボ用記入欄：患者名，作業物（印象，模型など）の到着日付，時間を明記している.

❺PLEASE SEND THE FOLLOWING の欄：添付する返却資料の指定.

❻SPECIAL ENCLOSURES の欄：特に添付した物品を明記. 紛失のトラブルを防止する.

❼支台歯形成，印象について評価を聞く欄を設けている.

❽電話で医師と話す人物を指定している.

❾署名とともに，ライセンス番号を記入する欄を設けている.

❿技工料金の支払い遅滞がないように，延滞金を課している.

⓫記録のためにカーボンの写しがあり，医院とラボで保存するようにしている.

⓬DESIGN の欄：詳細の設計その他について，手書きの情報，図示の欄を設けている. この欄に情報が書き込まれることにより，生命が吹き込まれる.

❶ design
NEW YORK
11 NEWBURY STREET NY 02116
PHONE 123-456-7890　FAX 123-456-7891

完成予定日 _____

❹ラボ当社記入欄
患者No. ｜ 受注日時

技工指示権限者
医師名 _____ 日付 _____
住所 _____
都市名 _____ 州名 ____ ❷郵便番号 ____
電話 _____ FAX _____

患者名
性：男/女　年令_____

歯頸カラー部デザイン
○わずかゴールドを出す _____
○ゴールドを出さない _____
○バットジョイントマージン _____

咬合面デザイン
○全部金属 _____
○機能咬頭金属 _____
○全部陶材 _____

❸
| 1 | 2 | 3 | 4 | 5 | 6 | 7 | 8 | 9 10 11 12 13 14 15 16 |
| 32 31 30 29 28 27 26 25 | 24 23 22 21 20 19 18 17 |

隣接コンタクトデザイン
○点状　　○平坦　　○重度コンタクト

ポンティックデザイン

❺以下の返送希望
○指示書　　○容器　　○その他_____

❻特別に同梱したもの
○ポスト　○シェードガイド　○写真　○その他_____

❼○支台歯形成，印象を確認下さい.
❽○電話をして下さい. 希望担当者名_____

キャラクター特徴付け
咬合面ステイン
○なし
○軽く
○中程度
○強く
表面性状
○潤沢に
○中程度
○強く
つや出し
○抑える
○強く

❾○署名 _____ ライセンス番号 _____
❿○支払期日をすぎますと2%の超過手数料を頂きます.
⓫ピンクの写しは貴医院保存用

⓬設計デザイン

（タフツ大学補綴科・大石幸男氏提供）

カナダの歯科技工指示書　Dental lab order form sample from Canada

実用性とスピードを優先しているため，独自の略語が多用されているが，日常の作業での通常の用語ばかりなので，よく観察して慣れる必要がある.

（佐々木尚志氏提供）

❶ラボ会社ロゴの欄：受注ラボの住所，電話番号など.
❷「Please make ;」
❸「#24 PFM with butt margin F. Tooth is vital.」
　※歯式は FDI 方式で米国と異なる. "F." は "facing" の略.
❹「#25 PFM with butt margin F. RCT was done!」
　※"F." は "facing", "RCT" は "root canal treatment" の略.

❺「Shade 2R2.5（上段）2R1.5（下段）Vita 3D」
❻「Occ. Stain #1.5」
❼「Opposing teeth 36/37　3/4 Gold crown set teeth are vital.」
❽「Thnx!」　※Thanks のこと.

❶

BDL
Bay Dental Laboratory
496・248・1014

患者名	年令	作業開始日	返却日
シャロン	40	04.11.15	04.12.16

修復物の種類	材料	マージン	シェード	試適
☐ インレー，アンレー	☐ 全部金合金	☒ ポーセレンショルダー	2R1.5	☒ なし（完成まで）
☒ クラウン	☒ 陶材焼付金属	☐ 通常		☐ 金属
☐ ベニア	☐ 全部陶材	☐ メタルカラー	☐ ラボで採得	☐ ビスケットベーク

指示：

❷　　下記のとおり製作して下さい

❸　部位24番　陶材焼付金属冠，バットショルダー形状，前装
　（左上4番）　　この歯は有髄歯です．

❹　部位25番　陶材焼付金属冠，バットショルダー形状，前装，
　（左上5番）根管処置済み

❺　　シェード　　　　　　　　　　2R2.5　　　　ビタ3D
　　　　　　　　　　　　　　　　　2R1.5

❻　　咬合面ステイン　　　　　　#1.5

❼　対合歯　　　　部位36と37（左下6番，7番）は3/4ゴールド冠が装着
　　　　　　　　　歯は有髄

❽　よろしく！

ラボ担当者の署名

担当医師：
署名
ラボ担当者：
署名

海外の歯科技工指示書の特徴
①ケースについて電話による直接のコミュニケーションが指定され，それだけ英語の力が求められる．
②技工料金支払いに対して延滞金の明記がある．
③歯式が欧州式と米国式で混乱しやすい．
④判読しにくい手書きの部分があり，慣れを要求される．
⑤作業物の到着，完成，返却について，それぞれの日付，時間が明記されている．

3-6 知っていると便利な単語集
Useful dental terminology for dental technicians

①歯科技工関係の用語

●器械，器具

スチールバー　steel bur

ラウンドバー　round bur

フィッシャーバー　fissure bur

カーバイドバー　carbide bur

ピンセット　forceps, tweezers

バキューム　water suction

研究用模型　diagnostic cast

（一般的な）石膏　plaster

硬質石膏　dental stone, lab-stone

超硬質石膏　die stone

石膏模型　cast

人工歯　artificial teeth

ワックス　wax

トレー　tray

モデリングコンパウンド　modeling plastic impression compound

●技工装置

固定性補綴装置　fixed dental prosthesis

可撤性補綴装置　removable dental prosthesis

インレー　inlay

アンレー　onlay

クラウン　restoration, crown

陶材焼付金属冠　metal ceramic restoration, porcelain fused-to-metal restoration

ブリッジ　fixed dental prosthesis, fixed partial denture

支台築造体　post and core, foundation restoration

コーピング　coping

部分床義歯　removable partial denture

全部床義歯　complete denture, full denture ⎫ removable dental prosthesis

クラスプ clasp

レスト rest

レストシート rest seat

リンガルバー lingual bar

パラタルバー palatal bar

パラタルプレート palatal plate

パラタルストラップ palatal strap

●材料

アクリルレジン acrylic resin

コンポジットレジン composite resin

アマルガム amalgam

セラミックス ceramics

陶材 porcelain

金 gold（Au）

銀 silver（Ag）

亜鉛 zinc（Zn）

鉛 lead（Pb）

スズ tin（Sn）

水銀 mercury（Hg）

銅 copper（Cu）

チタン titanium（Ti）

パラジウム palladium（Pd）

白金 platinum（Pt）

クロム chromium（Cr）

ニッケル nickel（Ni）

コバルト cobalt（Co）

ジルコニウム zirconium（Zr）

●クラウン技工関係

形成 tooth preparation, reduction

フィニッシュライン finish line

印象採得 impression making

個人トレー custom tray

既製トレー stock tray

印象材 impression material

シリコーンゴム印象材　silicone elastomeric impression material

挿入する　insert

混和　mixing

ダウエルピン　dowel pin

模型　cast

分割　separation

ノコギリ　saw

咬合器　articulator

作業用模型　definitive cast

フェイスボウ　face-bow

ロストワックス法　lost-wax technique

ワックスパターン　wax pattern

彫刻　carving

鋳造リング　casting ring

リングライナー　casting ring liner

収縮　shrinkage

埋没材　investment（material）

鋳造用合金　casting alloy

スプルー　sprue

カーボランダムポイント　carborundum stone

シリコーンポイント　silicone point

バフ　buff

●陶材焼付金属冠技工関係

色合わせ　shade matching（shade taking）

色調選択　tooth color selection

色相　hue

明度　value

彩度　chroma

窓開け　cut-back

陶材　porcelain

ブラスト処理　airborne particle abrasion（blasting）

築盛　build-up

メタルフレーム　metal framework

透明　translucent

切端の，切縁の　incisal

象牙質色の　body

オペーク色の　opaque

歯頸部色の　cervical

●有床義歯技工関係

基礎床　base plate

咬合堤　occlusal rim

咬合採得　maxillomandibular registration

人工歯排列　artificial teeth arrangement

人工歯　artificial teeth

フラスク埋没　flasking

義歯床用レジン　denture base resin

ポリマー粉　polymer powder

モノマー液　monomer liquid

プレス器　press machine

石膏プライヤー　plaster plier

割り出す　devest

トリミング　trimming

咬合調整　occlusal adjustment

●歯科技工指示書で用いられる用語

郵便番号　zip code

技工指示権限者　work authorization

設計　design

歯頸（カラー）部デザイン　collar design

咬合面デザイン　occlusal design

隣接面デザイン　interproximal contact design

ポンティックデザイン　pontic design

試適　try-in

②医科歯科関連の専門学科名

歯科補綴学　prosthetic dentistry, prosthodontics

歯科保存学　operative dentistry, conservative dentistry

歯冠修復学　restorative dentistry

高齢者歯科学　geriatric dentistry, gerodontics

小児歯科学　pediatric dentistry, pedodontics

歯科矯正学　orthodontics

歯周病学　periodontics

歯内療法学　endodontics

口腔外科学　oral surgery

歯科放射線学　dental radiology

顎顔面外科学　oral and maxillofacial surgery

顎顔面補綴学　oral and maxillofacial prosthodontics

予防歯科学　preventive dentistry

歯科麻酔学　dental anesthesiology

口腔インプラント学　oral implantology

内科学　internal medicine

整形外科学　orthopedics

老年医学　geriatrics

③医科歯科関連で用いられる略語

●全身疾患

AIDS：acquired immuno deficiency syndrome　エイズ，後天性免疫不全症候群

HIV：human immunodeficiency virus　エイズウィルス，ヒト免疫不全ウィルス

SARS：severe acute respiratory syndrome　サーズ，重症急性呼吸器症候群

BSE：bovine spongiform encephalopathy　ビーエスイー，牛海綿状脳症

●歯科関係

GP：general practice　一般開業医

CT：computed tomography　コンピュータ断層撮影

MRI：magnetic resonance imaging　エムアールアイ，核磁気共鳴画像

RPD：removable partial denture　可撤性部分床義歯

FPD：fixed partial denture　ブリッジ

FD：full denture　全部床義歯，総義歯

CD：complete denture　全部床義歯，総義歯

PFM：porcelain-fused-to-metal restoration　陶材焼付金属冠

MMA：methyl methacrylate　メチルメタクリレート，メタクリル酸メチル

PAP：palatal augmentation prosthesis　舌接触補助床

CAD/CAM：computer-aided-design/computer-aided-manufacturing（machining）
　キャドカム，コンピュータ支援設計製作

ISO：International Organization for Standardization　国際標準化機構
WHO：World Health Organization　世界保健機関

海外のデンタルグッズ

米田澄江（Sumie Yoneda）

2002年　東京医科歯科大学大学院修了（う蝕制御学専攻）

2003年　Kahului Dental（米国・ハワイ州マウイ島）勤務

2013年　Yoneda Dental（米国・ハワイ州マウイ島）開業

　米国のスーパーやドラッグストアに行くと，歯のホワイトニング用品をはじめとしてデンタルグッズの多さに圧倒される．コーンフレーク売り場と同じくらい，デンタルグッズ売り場が幅を利かせている（図1）．

　歯ブラシひとつをとってみても，実にカラフルで形もさまざまなものがそろっている（図2）．日本製のものに比べて，大きく，派手で，毛が柔らかく，デザインがユニークなものが多い．たとえば，ヘッドにラバーが組み込まれている歯ブラシがあるが，これは歯肉に優しく，かつラバーによる歯肉マッサージ効果を期待したものである．一見大きくて使いにくそうにもみえるが，使ってみるとラバーの当たりが優しく，結構調子がよい.

　子供用の歯ブラシも，バービーやスポンジボブなどキャラクターが豊富で，一分タイマーが付いている電動歯ブラシが人気である（図3）．

　いつでもどこでも口の中をきれいに保つために，指にはめて歯の表面をごしごしと拭ける指サックもある（図4）．歯間

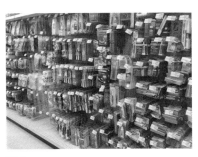

図1

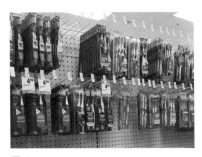

図2

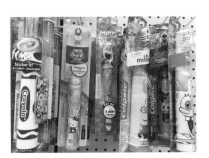

図3

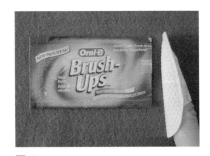

図4

部の清掃は望めないが，歯の表面がツルッとし，ミントの味で気分が爽快になる．また，携帯用のマウスウォッシュシートというものもある．水なしでも舌の上で溶けるのでさっぱりし，殺菌効果がある（図5）．

　その他，突然歯が痛くなったときの痛み止めとしてのユージノール液もスーパーで手に入るし，外れたクラウンやブリッジをつけるためのセメントもスーパーで売っている（図6）．木の棒，綿棒とユージノールセメントがセットになっているもので，外れたクラウンを自分でつけようとする人は多い．「やってみてうまくいかなかったから歯科医院に来た」という患者さんが，結構大勢いる．

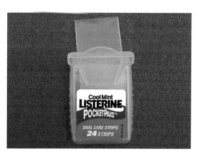

図5

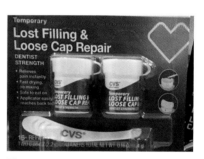

図6

4

各種文書, 電話, インターネットの基本

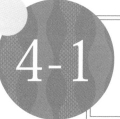

4-1 E-mail, FAX, 手紙, 封筒の宛名の形式
E-mail, facsimile, letter, and address

▶ E-mail

　まず，自分が普段使用しているコンピュータをインターネットに接続し，E-mail（電子メール）のソフトウェアをインストールする．さらに自分のメールアドレスを取得する．あとは相手のアドレス，件名，本文を入力すれば，そのまま送信できる．携帯電話を使用して E-mail を送ることも可能である．

　送信例（送信側，受信側）を以下に示す．

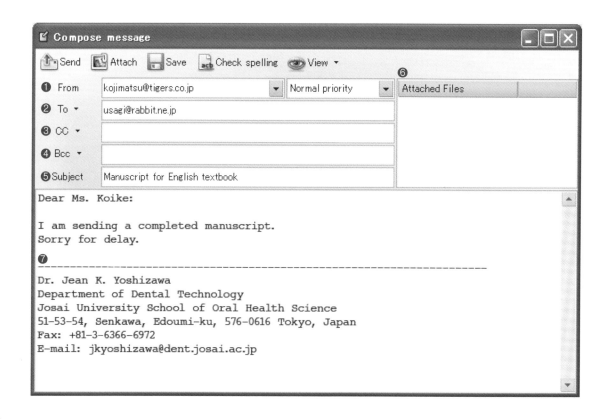

E-mail の利点

①相手に対して瞬時に情報を送信できる．

②多数の相手に向けて，同一情報を同時に送信できる．

③情報を自分宛にも送信できる．

④相手に着信確認を要請する機能がある．

⑤添付文書として各種ファイルを送ることができる．

⑥電子メールで通信が可能である場合，紙を必要としない．

⑦個々の通信にほとんど料金がかからない．

E-mail の欠点

①電気通信関係のトラブルに対応できない．

②バックアップをとっておかないと，事故発生時に情報がすべて消失する．

<送信側>

❶送信人（自分）のアドレス

❷受取人のアドレス

❸Carbon copy の略．同時に別人に送る場合，ここにアドレスを記載

❹blind carbon copy の略．同時に別人に送るが，受取人への表示を行わない場合，ここにアドレスを記載

❺件名

❻添付文書がある場合，ここに表示される．

❼自分の名前や連絡先などはコンピュータ上で「署名」として設定でき，受信側に自動的に表示される．

<受信側>

❽+0900 はグリニッジ標準時に対し，時差がある（9 時間先行している）という意味．

❾受取人アドレス

❿件名．添付がある場合は件名の下に表示される．

⓫送信人のアドレス

⓬文書の添付が可能であるため，本文の内容が手紙や FAX よりも簡単であることが多い．ここでは，送信者（著者）が，原稿の提出遅れに対して，出版社に詫びを入れている．

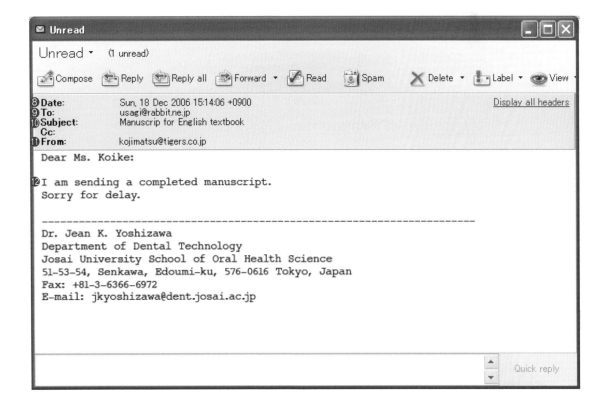

▶ FAX　Facsimile

　FAX は Facsimile の略で，あえて日本語に訳すと模写電送という通信用語に相当する．もともと，筆跡，図，絵などを現物どおりに複写，模写するという意味がある．FAX では，声の代わりに印刷された紙によって通信内容を相手に伝えるため，送信者が誰であるか，送信の内容が何かを一目瞭然で相手に理解させる必要がある．したがって，伝える情報が多い場合は表紙にあたる表書きが必要となる．送信が 1 枚の場合は表紙と送信内容が同一書面となる．

❶
FAX Transmission

❷
Ms. Megumi Fubuki
Dental Laboratory Center
Funabashi Health Science University School of Dentistry
3-6-9, Funabashi, Joto-ku,
Tokyo 120-1315, Japan
Fax： ＋81-3-1821-2324

❸
International Expodental 2018

International Expodental will take place in Freiburg, Germany from October 27 to October 30, 2018.
For more details, please visit www.expodent.jp or contact with Ms. H. Hagino.
Fax： ＋81-3132-3334, E-mail： hagino@phh.jp

❹
Hiromi Hagino, President

One page including this sheet

❶FAX の送信である旨を明示する．
❷宛名（手紙の項参照）
❸内容を伝える本文
❹差出人

FAX 送信

〒 120-1315　東京都城東区船橋 3-6-9
船橋ヘルスサイエンス大学歯学部中央技工室
風吹めぐみ様
FAX：03-1821-2324

国際デンタルショー *2018*

本年 10 月 27 日から 30 日まで，ドイツのフライブルグで国際デンタルショー 2018
が開催されます．詳しくは web をご覧いただくか，萩野宏美までご連絡ください．

FAX 番号：03-3132-3334，E-mail アドレス：hagino@phh.jp

差出人　萩野宏美

本紙を含め 1 枚

▶ 手紙　Letter

英文の手紙は時候の挨拶などは不要で，いきなり本題に入る．公用，あるいは業務上の手紙の場合は，校章，社名，所在地などの情報が入ったレターペーパーを使用するとよい．

ここでは，論文や報告書の原稿を出版社，編集者などに送付する場合の文例を示す．

---

❶March 6, 2018

❷Dr. Ken-ichi Kondo Land

❸Editor, *Asian Pacific Journal of Dental Research*

❹Department of Prosthetic Dentistry

❺Funabori Health Science University School of Dentistry

❻35-36-37, Funabori, Edoyama-ku, Tokyo 383-9423, Japan

❼Dear doctor Land：

❽Enclosed, please find a manuscript "**Why must we learn English even after graduation from dental technicians' college?**" for your kind consideration for publication in the "*Asian Pacific Journal of Dental Research*".

Will you kindly address all correspondence to Dr. Yoshizawa? My address is given on the cover page.

❾Sincerely,

（自署）

❿Dr. Jean K. Yoshizawa

Department of Dental Technology

Josai University School of Oral Health Science

51-53-54, Senkawa, Edoumi-ku, 576-0616 Tokyo, Japan

Fax：＋81-3-6366-6972

E-mail：jkyoshizawa@dent.josai.ac.jp

⓫Encl.

❶英語と日本語では日付の書き方が異なる．このほかに，6th March, 2018 あるいは 3/6/18 などの書式もある．
❷医師，歯科医師，博士は Dr.，男性は Mr.，女性は Ms. とすることが多い．既婚の女性であれば Mrs.，未婚の場合は Miss を用いることもある．男女不明である場合は氏名のみを記載する．
❸職種：この例では雑誌の編集者
❹所属部署
❺大学，企業などの名称
❻宛名の表示はほぼ日本と逆になっている．
❼Dear は定形句．終わりにコロンをつける．担当者不明の場合は Dear Sir: などとする．
❽時候の挨拶などは不要．はじめから本題に入る．
❾定形句．通常はカンマをつける．
❿この上の部分に自筆でサインをする．日本では自署は少なく，氏名の後ろに捺印するか，文書のしかるべき位置に公印を付すことが多い．
⓫Enclosure の略．同封物があることを示す．後ろに同封物を記載することもある．

2018 年 3 月 6 日

〒383-9423 東京都江戸山区船暮里 35-36-37
船暮里健康科学大学歯学部歯科補綴学講座
Asian Pacific Journal of Dental Research 編集者
ランド K. 健一先生

拝啓　ランド先生

このたび"*Asian Pacific Journal of Dental Research*"に投稿のため"なぜ，私たちは歯科技工専門学校を卒業した後も英語を勉強しなければならないのか"を同封いたします．ご高配のほどよろしくお願いいたします．

連絡は吉沢へお願いいたします．
連絡先は下記のとおりです．

敬具

〒576-0616 東京都江戸海区千川 51-53-54
定斎大学口腔健康科学部歯科技工学講座
ジーン K. 吉沢
Fax 番号：03-6366-6972
E-mail アドレス：jkyoshizawa@dent.josai.ac.jp

同封物あり

前頁❻のように，宛名を書く場合，英語と日本語では順序が全く逆になる．したがって，封書を送るときの表書きは以下のようになる．

Jean K. Yoshizawa

Department of Dental Technology

Josai University School of Oral Health Science

51-53-54, Senkawa, Edoumi-ku,

576-0616 Tokyo, Japan

Stamp

切手

Dr. Ken-ichi Kondo Land

Editor, *Asian Pacific Journal of Dental Research*

Department of Prosthetic Dentistry

Funabori Health Science University School of Dentistry

35-36-37, Funabori, Edoyama-ku, Tokyo 383-9423

❶JAPAN

---

❶海外に郵便を出す場合，国名を最下段に書き，アンダーラインを入れておくと間違いが少なくなる．また，国名は大文字で記載するほうがよい．航空便の場合は宛名の近くにAir-mail，航空便以外の場合は Surface-mail と記載する．「こわれやすい，割れもの，取り扱い注意」の場合には fragile，曲げてほしくないものの場合には Do not bend. と記載するとよい．

このような手紙（cover letter）を添えて原稿を提出すると，出版社（publisher），編集者（editor）が内容を確認し，返答がくる．返答が遅い場合には，次のような文で問い合わせを行うとよい．

A few months ago I submitted a manuscript "Why must we learn English even after graduation from dental technicians' college". You acknowledged receipt of the manuscript on October 10, 2017.

Will you kindly let me know about the review of this manuscript?

数カ月前，そちらに「なぜ私たちは歯科技工専門学校を卒業したあとも英語を勉強しなければならないのか」を投稿いたしました．貴職から 2017 年 10 月 10 日に受け付けた旨のお知らせをいただきました．

この原稿の査読についてお知らせいただけますでしょうか．

査読報告，修正の依頼などが届いた場合は以下のように対応する．

Thank you for your letter of December 10, 2017 and the comments of the two reviewers on our manuscript "Why must we learn English even after graduation from dental technicians' college".

I have made changes as suggested by the reviewers and have indicated the changes in ink in the original manuscript. I am enclosing the original manuscript and two copies of the revised manuscript.

「なぜ私たちは歯科技工専門学校を卒業したあとも英語を勉強しなければならないのか」の原稿につきまして，貴職からのお知らせと査読者 2 名のコメントをお送りいただきありがとうございました．

査読者のご指摘に従い原稿を改訂し，インクで修正箇所を示しました．修正前の原稿と修正後の原稿コピー 2 部を同封いたします．

Thank you for the opportunity to revise our manuscript "Why must we learn English even after graduation from dental technicians' college". We have made the following corrections.

I trust that you will find the revised manuscript suitable for publication in the "*Asian Pacific Journal of Dental Research*".

「なぜ私たちは歯科技工専門学校を卒業したあとも英語を勉強しなければならないのか」の原稿について修正の機会をいただきありがとうございます．著者らは以下のように修正を加えました．改訂原稿は *Asian Pacific Journal of Dental Research* に掲載される価値ありと判定されるものと確信いたします．

修正が済んで，出版の段階となると編集者からは論文受理の通知が届く（次頁）．

April 1, 2018

Dr. Jean K. Yoshizawa
Department of Dental Technology
Josai University School of Oral Health Science
51-53-54, Senkawa, Edoumi-ku, 576-0616 Tokyo, Japan
Fax：＋81-3-6366-6972
E-mail：jkyoshizawa@dent.josai.ac.jp

❶❷

Re：Manuscript #APJDR 15-1234
Why must we learn English even after graduation from dental technicians' college

Dear Dr. Yoshizawa：

Thank you for sending an electronically revised version of the above typescript（APJDR 15-1234）.
I can now report that the paper has been accepted for publication in the *Asian Pacific Journal of Dental Research*. You will receive the page proofs within four weeks. Your article will be published in Volume 118, Issue 6, 2018.

Thank you very much for your contribution to the *Asian Pacific Journal of Dental Research*.
I am looking forward to seeing your work in print.

Sincerely yours,

（自署）
Ken-ichi Kondo Land
Editor, *Asian Pacific Journal of Dental Research*
Department of Prosthetic Dentistry
Funabori Health Science University School of Dentistry
635-36-37, Funabori, Edoyama-ku, Tokyo 383-9423, Japan

❸kkl/kmh

❶"Re：" は，返答（reply），照会（reference）の意味で使用する．
❷事務的な手紙や通知の場合，受取人よりも前に「件名」が記載されていることが多い．

❸スラッシュ（／）の前 2 文字は差出人のイニシャル，後ろは秘書など本文を入力した人のイニシャルを示す．

2018 年 4 月 1 日

〒 576-0616 東京都江戸海区千川 51-53-54
定斎大学口腔健康科学部歯科技工学講座
ジーン K. 吉沢先生
Fax：＋81-3-6366-6972
E-mail：jkyoshizawa@dent.josai.ac.jp

Asian Pacific Journal of Dental Research 15-1234 論文の件
「なぜ私たちは歯科技工専門学校を卒業した後も英語を勉強しなければならないのか」

拝啓　ジーン K. 吉沢先生

上記原稿（APJDR 15-1234）の改訂電子版をお送りいただきありがとうございました．原稿は
Asian Pacific Journal of Dental Research に受理されましたことをここに報告いたします．校正原稿は
4 週以内に送付される予定です．論文は 118 巻 6 号，2018 年発行に掲載予定です．

このたびは *Asian Pacific Journal of Dental Research* に原稿をご投稿いただきありがとうございました．掲載論文を拝読できることをを楽しみにしております．

敬具

　　（自署）
〒 383-9423 東京都江戸山区船暮里 35-36-37
船暮里健康科学大学歯学部歯科補綴学講座
Asian Pacific Journal of Dental Research 編集者
ランド K. 健一

kkl/kmh

4-2 各種文書の作成
Preparation of documents

▶ 履歴書 Curriculum vitae

　履歴書（curriculum vitae，略して cv）の書式は日本と欧米で大きく異なる．一般に欧米では「履歴書」の用紙はほとんど存在せず，記載項目が指定される．

　英文履歴書の書式例を次頁に示す．

❶履歴
❷氏名
❸性別．男性の場合は male
❹生年月日
❺出身地，本籍
❻国籍
❼未婚，既婚（記載不要であることも多い）
❽現住所
❾電話番号．日本の国番号は 81．市外局番のはじめの 0 は除去．
❿現在の所属と身分
⓫所属連絡先
⓬学位：Bachelor of Oral Health Science（BOHS）は学士（口腔保健学），Master of Dental Science（MDS）（Oral Health Science）は修士（口腔科学），Doctor of Philosophy（PhD）（Oral Health Science）は博士（口腔健康科学）
⓭歯科技工士免許証の番号と登録年月日．歯科技工士は Dental Technician（DT）
⓮学歴
⓯高校まで
⓰専修学校，大学の学歴．Diploma in Medical Care（DMC）は専修学校卒業の専門士（医療専門課程），Bachelor of Arts（BA）は学士（教養），Bachelor of Oral Health Science（BOHS）（Oral Health Technology）は大学改革支援・学位授与機構が発行する学士（口腔保健学）口腔保健技工学専攻

⓱専修科，大学院などの学歴．graduate school は大学院，Master は修士，Doctor は博士
⓲研究業績と教育実績
⓳講師
⓴部署名
㉑大学名，企業などの勤務先
㉒准教授
㉓up to present は現在までの意味．自営は自営の旨記載するが，「私企業の社長」と記載することが多い．例：President, South Dental Laboratory（南歯科技工所，代表取締役）
㉔会員，役員
㉕理事
㉖代議員
㉗雑誌の編集委員
㉘受賞歴
㉙賞の名称
㉚自筆で署名．ここまでが履歴書の本体で，出版物目録等は別紙とすることが多い．
㉛出版物目録
㉜書籍
㉝原著論文
㉞学会報告の抄録

CURRICULUM VITAE

❶**PERSONAL HISTORY**

❷Name： Jean K. Yoshizawa

❸Sex： Female

❹Date of Birth： October 30, 1990

❺Place of Birth： Tokyo, Japan

❻Citizenship： Japan

❼Marital Status： Married

❽Home Address： 57-60-63, Senkawa, Edoumi-ku, 576-0616 Tokyo, Japan

❾Home Telephone： ＋81-3-0000-0000

❿Present Position： Associate Professor,
Department of Prosthodontics,
Josai University School of Dentistry

⓫University Address： 51-53-54, Senkawa, Edoumi-ku, 576-0616 Tokyo, Japan

University Telephone： ＋81-3-6366-6971

University Fax： ＋81-3-6366-6972

E-mail： jkyoshizawa@dent.josai.ac.jp

⓬Degree： Bachelor of Arts（BA）from the Open University of Japan
Master of Dental Science（MDS）（Oral Health Science）
Doctor of Philosophy（PhD）（Oral Health Science）
from Josai University

⓭Dental Technician Licensure： Japan, 84809, July 31, 1981

⓮**EDUCATION BACKGROUND**

⓯Elementary, junior and high school educations were received in Chiba prefecture.

⓰March, 2011： Graduated from Tokyo College of Dental Technology（DMC）

March, 2014： Graduated from the Open University of Japan（BA）

⓱March, 2016： Obtained degree of Master of Dental Science（MDS）（Oral Health Science）from Josai University Graduate School of Dental Science

March, 2019： Obtained degree of Doctor of Philosophy（PhD）（Oral Health Science）from Josai University Graduate School of Dental Science

⓲**RESEARCH AND EDUCATION EXPERIENCE**

April, 2019： ⓳Assistant Professor
⓴Department of Prosthodontics
㉑Koto University School of Dentistry

April, 2020： ㉒Associate Professor
Department of Prosthodontics
Koto University School of Dentistry（㉓up to the present）

㉔MEMBERSHIP

International Association for Dental Technology

Asian Academy of Dental Technology

　㉕Director

　㉖Councilor

　㉗Editorial Board of *The Journal of Dental Technology*

㉘REWARD

㉙2019 Utada Hicky Award, Fixed Dental Prosthesis Category

I certify that the above information and the following publication list are true and accurate.

August 1, 2020

（自署）

㉚Jean K. Yoshizawa

㉛PUBLICATION LIST

㉜Books

1. Yoshizawa JK. Dental adhesives for alloys and ceramics. The Polymeric Materials Encyclopedia, Synthesis, Properties and Applications Vol 3 D-E 1234-1244, C. Sailormoon, Ed, KRK Press, Inc., Tokyo, 2018.

2. Yoshizawa JK. Prosthetic application of dental adhesives. Advancement of Organic Materials in Adhesive Dentistry, 100-105, Takamatasu H., Ed., Ishiyaku Publisher, Tokyo, 2019.

㉝Original articles

1. Yoshizawa JK. Adhesive opaque resin with poly（methyl methacrylate）-coated titanium dioxide. Journal of Dental Technology 2017；67（1）：29-32.

2. Yoshizawa JK, Han BJ. Ion-coating surface treatment of alloys for dental adhesive resins. Journal of Dental Technology 2017；67（11）：1376-80.

3. Yoshizawa JK, Okada K. Surface preparations for metal frameworks of composite veneered prostheses made with an adhesive opaque resin. Journal of Honkomagome Prosthodontic Society 2018；88（1）：10-15.

㉞Abstract of presentations

1. Yoshizawa JK. Resin veneered crowns made with an adhesive opaque resin. 35th Annual Meeting, Japanese Association for Dental Technology, December 6, 2016, Yokohama, Abstract 730, #60.

2. Yoshizawa JK. A new porcelain repair system. 36th Annual Meeting, Japanese Association for Dental Technology, December 2, 2017, Hiroshima, Abstract 670, #36.

（前頁の続き）

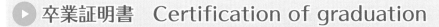
▶ 卒業証明書　Certification of graduation

卒業証明書は学長，学部長，養成機関の長が発行する書類で，当該大学，学校を卒業した事実と卒業年月日が記載され，公印の捺印がある．英文では署名も付されている．

CERTIFICATION

Shingo Yuki graduated from Haneda University School of Dentistry and was conferred the degree of doctor of dental surgery（D. D. S.）on March 25, 2015.

Seal of the Dean

（自　署）

Ukyo K. Matsuri

Dean

Haneda University School of Dentistry

Date of issue： April 2, 2015

成績証明書　Scholastic record

成績証明書は在学中の成績の記録で，履修した科目の単位，成績が記載されている．進学，研修に際して提出を要求される場合がある．

Scholastic Record of the Haneda University School of Dentistry, Tokyo, Japan

Name： Shingo Yuki　　　Sex： Male
Date of birth： May 10, 1995　　Duration： Six years

Course	Grade	Course	Grade	Course	Grade
Biology	A	Anatomy	A	Preventive Dentistry	A
Physics	B	Histology	S	Oral surgery Ⅰ	S
Inorganic chemistry	C	Physiology	C	Oral surgery Ⅱ	C
Organic chemistry	A	Biochemistry	A	Anesthesiology	A
Mathematics	B	Pathology	B	Operative dentistry	B
		Microbiology	C	Endodontics	C
English	C	Pharmacology	A	Periodontics	A
		Biomaterials science	B	Removable prosthodontics	S
Physical education	S	Forensic odontology	S	Fixed prosthodontics	C
		Hygiene	A	Oral Implantology	A
		Internal medicine	B	Orthodontics	B
		Surgery	C	Pediatric dentistry	C
		Otorhinolaryngology	S		

Note： S＝90-100； A＝80-89； B＝70-79； C＝60-69

（科目名については，p.105, 106 参照）

▶ 推薦書　Recommendation

　推薦書とは，就職，研修，入学などに際し，担任，就職担当者，学校長，上司などが作成する書類であり，特に書式が定められていないことが多い．通常，被推薦者の優れた点を強調し，在籍中の成果などについても記載される．英文は日本文に比べて表現が単刀直入であるところは手紙などと同様である．

　ここでは，某国の大学における歯科技工認定研修コースに応募する歯科技工士に対する推薦書の例を示す．

August 30, 2016

Komagome University, Certified Dental Technician Program

To whom it may concern：

I would like to recommend cordially dental technician Naoya Ichijo to the Certified Dental Technician（CDT）Program in the Komagome University School of Oral Health Science.

He completed his degree in dental technology in 2011 at the Koto University, Tokyo, Japan. He was a hard worker throughout his schooling, and helped many of his classmates to fulfill their requirements, especially in laboratory work concerning fabrication of metal–ceramic restorations.

It is a great honor to recommend Naoya Ichijo to your Certified Dental Technician Program.

Sincerely,

（自　署）

Jun Thunders
Dean
Koto University School of Dentistry

4-3 電話での会話
Telephone communication

電話での会話は基本的表現がいくつかあるが，それ以外は通常の会話と同様である．
以下に，電話特有の表現を示す．

❶ 国際電話をかける

This is the AT & T operator for the International Telephone Call Service.
はい，こちら国際電話サービス AT & T のオペレーターでございます．
※単に "Operator." という場合もある．

Overseas (call) to Japan, please.
Direct call to Japan, please.
Is this available for overseas (call) to Japan?
日本に国際電話をかけたいのですが．

Collect call to professor Goldfinger, phone number 81-3-0000-0007.
ゴールドフィンガー教授にコレクトコール（料金先方支払）で電話をお願いします．番号は，81-3-0000-0007 です．

Hold on, please.
そのままお待ちください．

Hang up, please.
一度切ってお待ちください．

It is busy.
話し中です．

Your partner is on the line.
相手につながりました．

❷ 相手と話す

May I speak to professor Goldfinger?

May I call professor Goldfinger?

ゴールドフィンガー教授ですか.

This is Goldfinger speaking.

はい, ゴールドフィンガーです.

I'm sorry, professor Goldfinger is out at the moment.

申し訳ございませんが, ゴールドフィンガー教授は外出中です.

Can I take your message?

伝言をいただけますか.

Who is calling, please?

お名前をいただけますか.

Sorry. You've got the wrong number.

番号を間違えてますよ.

Are there any Japanese speakers in?

日本語のできる方をお願いします.

❸ 留守番電話

This is Goldfinger. I'm not in my office now. Please leave a message after the tone.

はい, ゴールドフィンガーです. ただいま離席しております. 通信音の後に伝言をお願いします.

Hi, this is James. Could you give me a call?

ジェームズです. 電話をください.

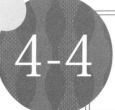

4-4 インターネットを利用する
Internet

　　近年では，インターネットを利用することで瞬時に世界中とつながることができる．これによって，日本にいながらにして海外の最新の情報を集めたり，あるいは，海外に渡航する際の事前準備をスムーズに進めたりすることができる.

　　ここでは，インターネットを利用して歯科技工に関する情報収集や学会参加申し込みを行う方法を紹介する．文章を読むだけではなく，ぜひ実際にインターネットを利用して試してみてほしい.

▶ 海外の歯科技工士情報の入手　Let's find out useful information in the world

　　情報を入手するといえば，多くの読者にとっては，「スマホを片手に検索する」ということになるだろう．Web 検索を効率的に行うことで，海外の情報を容易に入手することができる．まずは，下記の説明に従って，情報を検索してみよう.

　　検索エンジンによっては，ホームページ翻訳サービスなどもある．翻訳結果が間違っている可能性もあるため，すべてを信じることはまだ難しい状態であり，確かな情報を得られる程の翻訳の精度はないかもしれない．しかし，時には情報収集の助けにはなるかもしれないため，ぜひ試してみてほしい.

① 検索エンジン（google，Bing など）に，次の単語を入れてみる．dental technician
② 検索結果には，情報，画像，動画，ニュースなど，dental technician（歯科技工士）について，多くの情報が出てくる.
③ このなかから情報をさらに絞りたい場合は，検索情報を足せばよい.
　例：アメリカの歯科技工士　→dental technician（空白）USA
④ すると，アメリカの歯科技工士の詳細な情報，たとえば，給料，学校，就職などの情報が出てくる.

　　歯科技工士といっても，「dental technician」だけではなく，「dental laboratory technician」など，国によって歯科技工士としての仕事をよぶ名称が異なる可能性があるため，よく注意して情報を検索するとよい.

　　また，日本の「歯科技工士」＝海外の「dental technician」と思いがちであるが，日本では，国家資格であるために，業務の内容が法律で定められている．一方，外国では，免許のない国や，免許があっても業務の内容が日本とは異なる国もある（『歯科技工管理学』参照）．情報を

よく読み取って，海外での活躍の場を探してみてほしい．

ほかに，以下のように検索すると，アメリカ，オーストラリアの情報を得ることができる．
- **American Dental Association**（空白）**dental laboratory technology**
- **Australian Dental Association**（空白）**dental technician**

国の名前，**salary**（給料），**school**（学校）などの単語を組み合わせて，さまざまな情報を得てみよう．

▶ 海外の歯科医学教育に関係する動画サイト　Video sites for dental education

❶ Massive Open Online Courses（MOOC：ムーク）

世界各国の大学が，その大学の教材（ビデオなど）を無料で公開しているものである．サイトの種類は数種類あり，今後，増えていくと思われる．サイトに入った後，医療関係（Medicine）や歯科（Dental, Dentistry）などの用語で検索すると，関連教材をみることができる．以下，主なサイトを挙げる．

a. Edx, Medicine courses：https://www.edx.org/course/subject/medicine

b. Coursera：https://www.coursera.org

c. Future Learn：https://www.futurelearn.com

❷ 海外の歯科技工関連の動画サイト

a. Youtube

Youtube にて，waxup，crown，Partial denture，Dental crown，Dental implant などのキーワードを入力すると，各技工手技に関わるステップ動画をみることができる．
ADA（空白）Dental Lab Tech と入力してみよう．

ネットが普及して，さまざまな動画を容易にアップロードできる時代では，海外での歯科技工の一端をみることができる状況である．動画をみることで，「こんな風にやっているんだ」，「日本と同じだ」など，言葉はわからなくとも，理解できることもあるだろう．また，そのうえで，説明文や解説音声がある場合は，それをみて，聞いて，理解しようとすることで，自然と勉強ができることになる．

講義室の中で先生に教えてもらうことは，勉強の入り口としては大変大切なことであるが，それから先には，自分自身のやりたいことがあるはずだ．身の回りのツール（スマホ，動画サイトなど）を利用して，ステップアップを目指してほしい．

学会参加申し込み Congress registoration

インターネットを利用することで，国際学会やデンタルショーへの申し込みを行うこともできる．ここでは，国際学会の参加登録画面を例に，オンライン申し込みでよく用いられる表現などについて学習しよう．

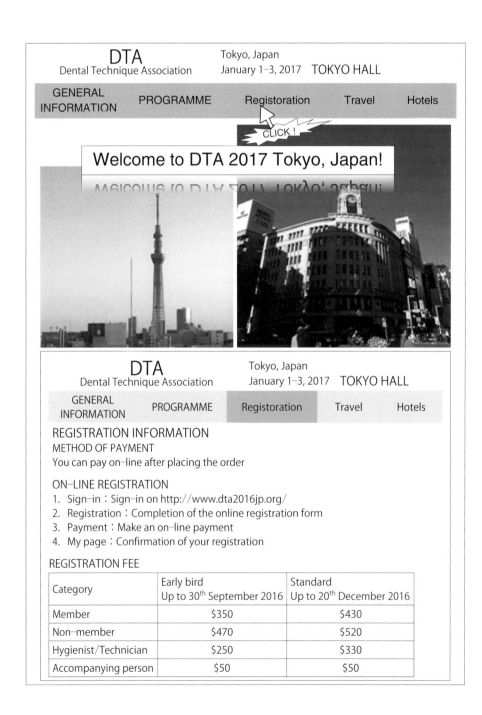

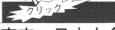

DTA
Dental Technique Association

東京
2017年1月1日～3日　東京ホール

| 開催概要 | プログラム | 参加登録 | 会場アクセス | 宿泊案内 |

クリック

ようこそDTA 2017 東京，日本大会へ！

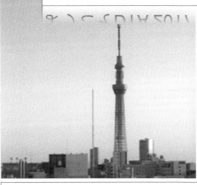
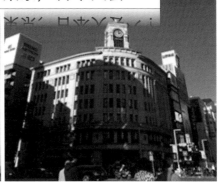

DTA
Dental Technique Association

Tokyo, Japan
January 1–3, 2017　TOKYO HALL

| 開催概要 | プログラム | 参加登録 | 会場アクセス | 宿泊案内 |

参加登録方法について
支払い方法
申し込み後にオンライン決済

オンライン登録
1. サインイン：http://www.dta2016jp.org/へのサインイン
2. 登録：オンライン登録フォームへの入力
3. 支払い：オンライン決済
4. マイページ：登録状況の確認

参加登録費

Category	Early bird Up to 30th September 2016	Standard Up to 20th December 2016
Member	$350	$430
Non-member	$470	$520
Hygienist/Technician	$250	$330
Accompanying person	$50	$50

【著者略歴】

古　地　美　佳
　ふる　ち　み　か
　1996 年　日本大学歯学部卒業
　2001 年　日本大学大学院修了
　2004 年　日本大学歯学部附属歯科技工専門学校兼
　　　　　任講師
　2006 年　日本大学歯学部歯科補綴学第Ⅲ講座講師
　2012 年　日本大学歯学部付属歯科病院研修診療部
　　　　　卒直後研修科(現 歯学部総合歯科学分野)
　　　　　専任講師

鶴　田　　潤
　つる　た　じゅん
　1997 年　東京医科歯科大学歯学部卒業
　2001 年　東京医科歯科大学歯学研究科（歯科補綴
　　　　　学第 2）修了 博士（歯学）
　2001 年　東京医科歯科大学大学院医歯総合教育開
　　　　　発学分野文部科学教官助手
　2004 年　東京医科歯科大学大学院医歯総合教育開
　　　　　発学分野助教
　2006 年　東京医科歯科大学大学院歯学教育開発学
　　　　　分野講師
　2013 年　東京医科歯科大学医歯学融合教育支援セ
　　　　　ンター准教授
　2014 年　東京医科歯科大学大学院先駆的医療人材
　　　　　育成准教授（兼任）
　2016 年　東京医科歯科大学統合教育機構准教授

羽　持　　健
　は　もち　けん
　1974 年　日本歯科大学附属歯科専門学校卒業
　1974 年　井上アタッチメント株式会社入社
　1993 年　東京都開業（有限会社ハナケン）
　1993 年　東京医科歯科大学歯学部附属歯科技工士
　　　　　学校歯科技工学科非常勤講師

佐　藤　尚　弘
　さ　とう　たか　ひろ
　1979 年　東京医科歯科大学歯学部卒業
　1983 年　東京医科歯科大学大学院修了
　1985 年　東京医科歯科大学歯学部歯科補綴学第二
　　　　　講座（現東京医科歯科大学大学院医歯学
　　　　　総合研究科摂食機能保存学分野）助手
　1990 年　文部省在学研究員（長期） オーストラリ
　　　　　ア・アデレード大学（～1991 年）
　1992 年　東京医科歯科大学歯学部附属歯科技工士
　　　　　学校講師併任
　2005 年　東京都開業（笠原歯科六本木）

松　村　英　雄
　まつ　むら　ひで　お
　1981 年　日本大学歯学部卒業
　2003 年　日本大学歯学部歯科補綴学第Ⅲ講座教授
　2022 年　日本大学歯学部歯科補綴学第Ⅲ講座特任
　　　　　教授

C. S. Langham
　1976 年　ハダースフィールド大学卒業
　1982 年　ケント大学大学院修了
　2000 年　日本大学歯学部教授（英語）
　2020 年　日本大学特任教授